Kinderpflege-Lehrbuch

Bearbeitet von

Prof. Dr. Arthur Keller und **Prof. Dr. Walter Birk**
Berlin   Kiel

Mit einem Beitrage von

Dr. med. Axel Tagesson Möller

Dritte, vollständig neubearbeitete Auflage

Mit 43 Figuren im Text

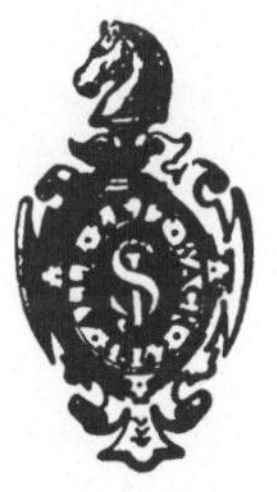

Berlin

Verlag von Julius Springer

1917

ISBN 978-3-642-47205-3   e-ISBN 978-3-642-47552-8 (eBook)
DOI 10.1007/978-3-642-47552-8

Ihrer Königlichen Hoheit

Frau Prinzessin Heinrich von Preußen

zugeeignet

Vorwort.

Dies Buch ist in erster Linie für Schwestern bestimmt, welche sich der Kinderpflege widmen, es setzt eine vorhergehende Ausbildung in allgemeiner Krankenpflege voraus und lehnt sich darum an das von der Medizinalabteilung des Preußischen Ministeriums der Medizinalangelegenheiten herausgegebene „Krankenpflege-Lehrbuch" an, auf die Lehre von der allgemeinen Krankenpflege die spezielle von der Pflege, Ernährung und Erziehung des Kindes aufbauend.

Von dem Krankenpflege-Lehrbuch unterscheidet es sich nicht nur dadurch, daß es die Besonderheiten des **Kindes**alters und seiner Pflege hervorhebt, sondern auch dadurch, daß es sich mit der Pflege des **gesunden** Kindes ebenso beschäftigt wie mit der des **kranken**. Daher kommt es, daß die Kapitel über Anatomie und Physiologie, über Wachstum, über körperliche und geistige Entwicklung einen verhältnismäßig breiten Raum einnehmen, und daß ferner auch die Erziehung des gesunden Kindes Berücksichtigung findet. Soweit ich die Ausbildung unserer Schwestern aus der Anstaltspraxis kennen gelernt habe, erscheint mir eine Ergänzung ihrer Ausbildung in dieser Richtung durchaus wünschenswert, damit sie ebenso, wie sie ein krankes Kind pflegen, auch ein gesundes oder ein rekonvaleszentes beschäftigen lernen und ihr Verständnis für die Erziehung vertiefen. Im Kindesalter steht die körperliche Entwicklung mit der geistigen, die Pflege des Körpers mit der Erziehung in so engem Zusammenhange, daß die Ausbildung sich auf alle diese Teile in gleicher Weise zu erstrecken hat.

Aber nicht nur an Schwestern, die in der Kinderpflege tätig sind, sondern an alle Frauen und Mädchen, welche die Pflege des gesunden und kranken Kindes als Beruf ergreifen, wendet sich das Buch; es will nicht nur für die Anstaltspflege, sondern auch für die Familienpflege und für die Tätigkeit in der öffentlichen Säuglingsfürsorge vorbereiten. Das sind Gebiete, auf denen wir heute eine gründliche Vorbildung der pflegerisch tätigen Personen noch vielfach vermissen: zum Schaden der ihrer Obhut anvertrauten Kinder. Da jedoch in der Familie den und in der öffentlichen Fürsorge tätigen Kinderpflegerinnen die Vorbildung in allgemeiner Krankenpflege zumeist fehlt, bin ich bestrebt gewesen, den Bau und die Verrichtungen des kindlichen Körpers, die körperliche und geistige Entwicklung des Kindes so darzustellen, daß sie auch dem verständlich werden, dem diese Kenntnisse in der allgemeinen Krankenpflege, so wünschenswert sie sind, mangeln.

Die wichtigste Voraussetzung für die berufliche Ausbildung in der Kinderpflege ist die Liebe zum Kinde. Denn nur diese wird die Schwester oder Pflegerin in den Stand setzen, ein Kind so zu beobachten und sich ihm so zu widmen, daß ein gesundes wie ein krankes Kind unter ihrer Pflege körperlich und geistig in gleicher Weise gedeiht. Um das Interesse der Pflegerin nach dieser Richtung hin zu entwickeln, habe ich mich bemüht, nicht nur Regeln aufzustellen, nicht nur zu sagen, w i e das Kind gepflegt, ernährt und erzogen werden soll, sondern die Regeln auch zu begründen, damit die Leserinnen verstehen, w a r u m wir so vorgehen, und habe diejenigen, die über den Rahmen unserer knappen Darstellung hinaus sich für einzelne Fragen interessieren, auf die besonders empfehlenswerte Literatur hingewiesen.

Das Säuglingsalter steht im Vordergrunde der Darstellung; ohne jedoch mich darauf zu beschränken, habe ich auch die Spieljahre mit einbezogen, als Grenze unseres Unterrichtsgebietes den Schuleintritt ansehend.

Berlin, im Januar 1911.

A. Keller.

Vorwort zur dritten Auflage.

Das Kinderpflegebuch erscheint nunmehr in dritter Auflage, die gegenüber den früheren wieder erhebliche Veränderungen aufweist.

Unsere grundsätzlichen Anschauungen über die Pflege des Kindes in gesunden und kranken Tagen haben sich zwar nicht geändert. Aber wir haben es doch für nötig gehalten, uns die Erfahrungen der vielen Jahre, die das Buch nun im praktischen Gebrauch ist, zunutze zu machen. Wir haben immer wieder beobachten können, daß eine Mutter — namentlich bei ihrem ersten Kinde — viel mehr zu fragen hat, als ein Arzt oft beantworten kann. Auch ist — bei aller Hochachtung vor der persönlichen Belehrung durch den Arzt — der Nutzen dessen, was eine Mutter oder Schwester schwarz auf weiß besitzt, durchaus nicht zu unterschätzen. Und so hat denn in dieser neuen Auflage vor allem der Abschnitt über die Körperpflege des gesunden Kindes im ersten Lebensjahr bis zum Übergang in das Spielalter eine ganz neue und so eingehende Darstellung erfahren, daß wohl kaum eine Frage unberücksichtigt geblieben sein dürfte.

Möge das Buch auch in dieser neuen Auflage Gutes stiften und zu seinem Teile dazu mithelfen, unserm deutschen Volke nach den Opfern des Krieges ein gesundes neues Geschlecht heranzuziehen.

Berlin-Kiel, Juli 1917.

Die Verfasser.

Inhaltsverzeichnis.

Erster Teil

Die Kinderpflege im allgemeinen.

Von Professor Dr. A. Keller=Berlin.

Bau und Verrichtungen des kindlichen Körpers.

Das Kind im Mutterleibe ist in seinen Lebensverrichtungen, in seiner Entwicklung und seinem Wachstum von dem mütterlichen Organismus abhängig. Auch nach der Geburt bleibt es auf die Mutter angewiesen, und zwar ist das menschliche Neugeborene hilf= loser und länger hilflos als das Neugeborene irgend einer anderen Tierklasse. Das junge Tier wird durch den Instinkt geleitet und geschützt; beim Menschen sind jedoch die Instinkte weniger ausgebildet als beim Tier, wie wir in der ganzen Tierreihe mit Zunahme der Intelligenz eine Abnahme der Instinkte beobachten. Die geringe Entwicklung der Instinkte macht das menschliche Neugeborene zu einem Geschöpf, das in seiner natürlichen Nahrung, seiner Pflege und Erziehung lange Monate hindurch vollständig von der Mutter abhängig ist. Andererseits ist aber diese Hilflosigkeit des Kindes wohl das wichtigste Moment, um die instinktive Mutterliebe zu entwickeln und zu vertiefen.

Kunst und Wissenschaft haben lange Zeit im Kinde nichts anderes als gewissermaßen eine verkleinerte Ausgabe des erwachsenen Menschen gesehen. Die von der Malerei und Plastik früherer Zeiten dargestellten Kinder entsprechen in ihrer Entwicklung und ihren Körperverhältnissen selten der Wirklichkeit, die Eigenart des Kindes ist nicht beachtet. Lange hat es gedauert, bis in der Wissenschaft die Sonderstellung des Kindes Berücksichtigung gefunden hat und bis die Unterschiede in den Lebensfunktionen und im Verhalten gegenüber Erkrankungen, welche zwischen Kind und erwachsenem Menschen bestehen, erkannt worden sind. Wenn auch im allgemeinen die gleichen biologischen Gesetze für das Kind wie für den Erwachsenen gelten, so sind doch Unterschiede da, welche auf den verschiedenen Entwicklungszustand der Organe zurückzuführen sind. Die Arbeit vieler Forscher hat sich in den letzten Jahrzehnten dem Nachweis der Besonderheiten des Kindesalters gewidmet, hat eine eigene Physiologie und Pathologie des Kindes und so die Grundlage für die Lehre von der Ernährung, Pflege und Erziehung in diesem Alter geschaffen, hat die besonderen Gefahren, denen das Kind ausgesetzt ist, kennen gelehrt und die Mittel und Wege zu ihrer Abwehr zu erforschen gesucht.

Der innere Bau des Körpers.

Die festen Teile.

Die festen Teile des Körpers, sein „Gerüst", sind die Knochen, die mehr oder weniger aus dem Knorpel hervorgehen. Beim Kinde ist nun das Verhältnis von Knorpel zu Knochen ein anderes als beim Erwachsenen, da an vielen Stellen sich erst im Laufe des Wachstums die Umwandlung von Knorpel= in Knochensubstanz voll= zieht. Die Fugen und Nähte, welche beim Erwachsenen die Knochen untereinander verbinden, sind beim Neugeborenen noch nicht fest, so daß die Knochen an diesen Stellen gegenein= ander beweglich und verschiebbar sind.

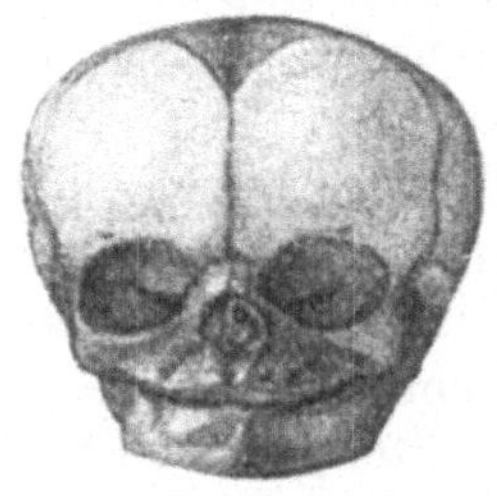

Fig. 1.   Schädel eines Neugeborenen.
(Nach Hecker und Trumpp.)

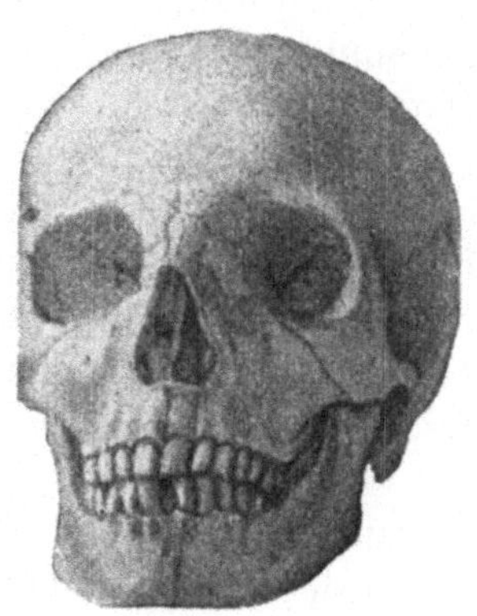

Fig. 2.   Schädel eines Mannes.
(Nach Hecker und Trumpp.)

Diese Veränderlichkeit der Gestalt kommt dem Kinde zum Beispiel beim Durchtritt des Kopfes durch das Becken der Mutter während der Geburt zustatten.

Kopf: Beim Neugeborenen ist das Verhältnis von Gesichts= schädel zu Hirnschädel anders als später; der erstere tritt gegenüber dem letzteren außerordentlich stark zurück; die untere Hälfte des Gesichts fehlt beinahe ganz. Ober= und Unterkiefer sind im Ver= hältnis zum übrigen Schädel wesentlich schmaler als beim Erwachsenen. Der Abstand zwischen Kinn und Nasenwurzel ist sehr gering; erst durch das im Laufe der ersten zwei Jahre sich vollziehende Wachstum der Kiefer und der übrigen Knochen des Gesichtsschädels sowie durch den Durchbruch der Zähne bildet sich allmählich die charakteristische Gestalt des Gesichtes aus, wie wir sie am Erwachsenen sehen können. Gleichzeitig erweitert sich der bis dahin enge Nasenrachenraum.

Das Gehirn des Kindes ruht in der Schädelkapsel, die die Grund= lage für die Bildung der Schädelknochen darstellt. Noch bei der Geburt ist die Schädelkapsel, z. B. regelmäßig an den Stel= len, wo die Schädelknochen zu= sammenstoßen, teilweise un= verknöchert: als schmale Strei= fen entlang den späteren Kno= chennähten und als größere Flächen da, wo mehrere Kno= chen miteinander zusammen= treffen. Diese letzteren Stellen werden als Fontanellen be= zeichnet, von denen die wichtig= sten die vierseitige große und die dreiseitige kleine Fonta= nelle sind, deren Lage aus Fig. 3 ersichtlich ist. Die Fon= tanellen wie die Schädelnähte schließen sich im Laufe des ersten Lebensjahres; am längsten (bis etwa zum 15. Monat) offen bleibt die große Fontanelle. Eine wesentliche Verspätung der Verknöcherung deutet auf

Kleine Fontanelle

Große Fontanelle

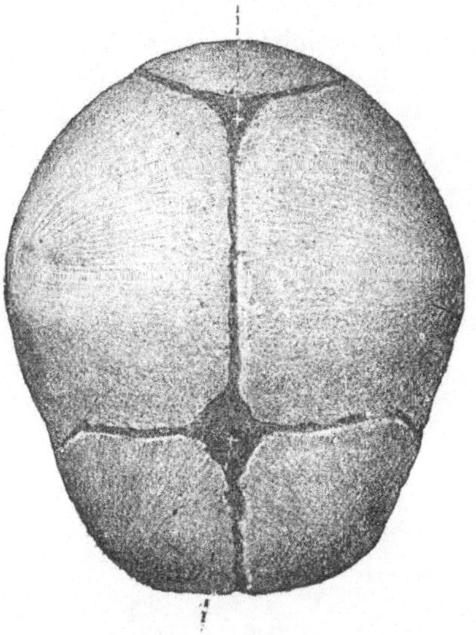

Fig. 3. Schädel eines Neugeborenen, verkl. 1 : 2, von oben gesehen. (Nach Spalteholz).

englische Krankheit hin, während eine zu frühzeitige (vor dem 8. Monat) ein Zeichen ist, daß das Gehirn keine Tendenz mehr zum Wachstum hat, und möglicherweise eine Entwicklungshemmung des Ge= hirns vermuten läßt. Gering= fügige Abweichungen von dem normalen Zeitpunkt der Schä= delverknöcherung kommen auch bei gesunden Kindern vor.

Der Durchbruch der **Milch= zähne** erfolgt in der zweiten Hälfte des ersten und im zwei= ten Lebensjahre. In der Regel erscheinen die zusammengehö= rigen Paare ungefähr gleich= zeitig: zuerst die unteren, dann

Obere Zähne

Untere Zähne

Mahlzähne   Eckzähne Schneidezähne

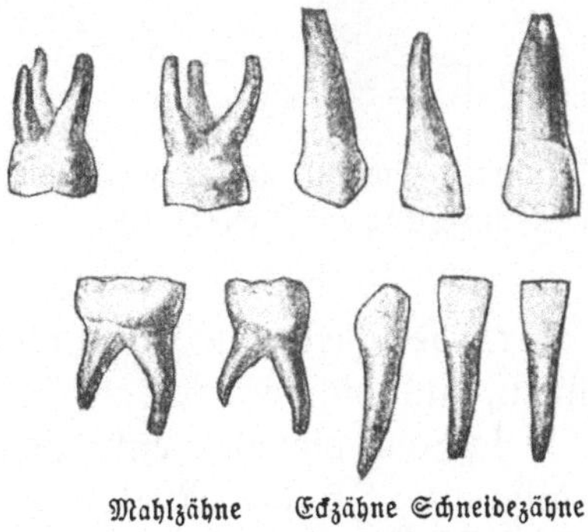

Fig. 4. Rechte Milchzähne. (Nach Spalteholz.)

die oberen mittleren, weiter die oberen, dann die unteren äußeren Schneidezähne, die ersten Mahlzähne, die Eckzähne und schließlich die zweiten Mahlzähne. Der Form nach gleichen die Milchzähne im wesentlichen den entsprechenden bleibenden Zähnen, sind jedoch kleiner und zarter.   Der Zeitpunkt des Zahndurchbruchs unterliegt individuellen oder auch familiären Schwankungen; nur große Unregelmäßigkeiten, Verspätungen und Unterbrechung der Zahnung deuten auf eine bestehende Krankheit (häufig Rachitis) hin. Der Durchbruch der Zähne verläuft beim gesunden Kind meist symptomlos.

Die **Wirbelsäule** besteht im Säuglingsalter überwiegend aus Knorpeln und dicken Bandscheiben und erscheint beim gesunden Säugling zunächst gerade ge-

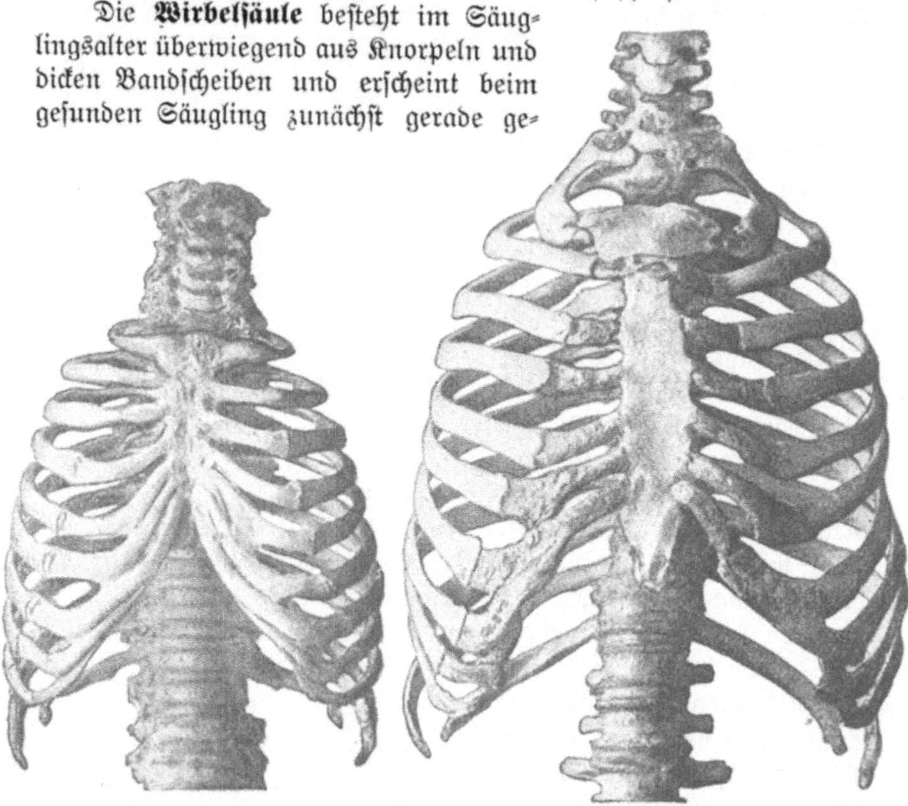

Fig. 5. Brustkorb eines neugeborenen Kindes. (Nach Hecker und Trumpp.)

Fig. 6. Brustkorb eines erwachsenen Mannes. (Nach Hecker und Trumpp.)

streckt. Ihre verschiedenen Krümmungen, die wir vom Erwachsenen her kennen, und die dem Ausgleich der Bewegung und der verschiedenen Belastung dienen, entwickeln sich erst, wenn das Kind zu gehen anfängt. Ist die Muskulatur schwach entwickelt, so sinkt die Wirbelsäule beim Säugling zusammen, und die Kinder sitzen mit krummem Rücken.

Der nachgiebige und elastische kindliche Brustkorb erfährt im Laufe fortschreitender Entwicklung eine Gestaltsveränderung. Seine anfänglich starke Wölbung, die dadurch verursacht ist, daß die Rippen faft senkrecht zur Körperachse verlaufen, flacht sich allmählich ab, wenn bei aufrechter Körperhaltung ein Herabsinken der Brust- und Baucheingeweide und gleichzeitig des Brustkorbes und der Rippenbögen eintritt. Die Form des Brustkorbes nähert sich mehr und mehr der des Erwachsenen (Fig. 5 und 6); sie läßt sich durch gymnastische Übungen, die besonders bei „schlechter Haltung" angezeigt sind, günstig beeinflussen.

Das **Becken,** im Anfang überwiegend knorpelig und in seinen Teilen beweglich, wächst und erweitert sich mit fortschreitender Verknöcherung.

Am wenigsten ändert sich die Gestalt der **Gliedmaßenknochen,** bei deren Wachstum es sich im wesentlichen um eine einfache Vergrößerung handelt, während die ursprüngliche Form gewahrt bleibt. Die Verknöcherung der Hand- und Fußwurzelknochen vollzieht sich langsam und ist erst gegen das 14. bis 16. Lebensjahr vollendet.

Die Weichteile.

Der Körper des gesunden Brustkindes ist relativ reicher an Fettgewebe als der des älteren Kindes oder des Erwachsenen. Eigentümlich ist dem Säugling ein Saugpolster aus Fettgewebe in der Wange, welches sich beim Saugakt, während der Abwärtsbewegung des Unterkiefers, zwischen beide Kiefer legt. Bei dem Schwunde des Körperfettes infolge schwerer Erkrankung ist es dieses Saugpolster, welches sich am längsten erhält und dann unter der schlaffen, mageren Haut in seinen Konturen deutlich zu erkennen ist. Übrigens ändert sich bei Erkrankungen am schnellsten der sogenannte Turgor der Gewebe: das beim gesunden Kinde prall sich anfühlende Fleisch wird welk und schlapp.

Gleichfalls für das gesunde Brustkind charakteristisch ist die eigentümliche rosige **Haut**färbung, welche sich bei Erkrankungen schnell verliert und beim künstlich genährten Kinde selten zu finden ist. Am stärksten gerötet ist die Haut in den ersten Lebenstagen. Die feinen Härchen, mit denen bei der Geburt der Körper noch an einzelnen Stellen bedeckt ist, fallen im Laufe der ersten Wochen aus, und ungefähr zu derselben Zeit oder etwas später wird das zur Welt mitgebrachte, häufig überraschend reichliche Kopfhaar durch neues ersetzt.

So leicht die Haut des gesunden Kindes bei zweckmäßiger Ernährung vor Wundwerden und Reizungen zu schützen ist, so schwer gelingt dieses trotz aller Pflege und Sauberkeit, wenn die Kinder infolge einer angeborenen Anlage dazu neigen, oder wenn sie an Ernährungsstörungen erkranken. Am meisten disponiert zum Wundwerden sind die Stellen, an denen die Kinder leicht naß werden, oder an denen sie am ehesten schwitzen. Bei vernünftiger Pflege, wenn die Kinder nicht übermäßig warm gekleidet oder im Bettchen zu warm zugedeckt oder sonst irgendwie überhitzt werden, schwitzen gesunde Säuglinge, außer bei starkem Schreien, überhaupt nicht, ältere Kinder — abgesehen von körperlichen Anstrengungen — sehr wenig; die starken Schweiße am Kopf, besonders am Hinterkopf beim Säugling, sind fast stets Zeichen einer Gesundheitsstörung. Wie die äußere Haut, so ist auch die im Innern des Körpers, die sogenannte Schleimhaut, die z. B. die Mundhöhle, die Nase usw. auskleidet, in den ersten Tagen stärker als sonst gerötet, blaßt dann aber ab und bleibt es, solange das Kind gesund ist.

Gehirn, Rückenmark und **Nerven** der Neugeborenen sind im großen ganzen zwar fertig ausgebildet, aber in ihren Einzelheiten von der feinen inneren Struktur des späteren Alters doch noch weit entfernt. Erst in der zweiten Hälfte des ersten Lebensjahres ist das Gehirn soweit entwickelt, daß es im Vergleich mit dem des Erwachsenen wenigstens keine groben Unterschiede seines feineren Baues mehr erkennen läßt.

Auch die **Sinnesorgane** zeigen in der ersten Lebensperiode eine relativ geringe Entwicklung der funktionellen Leistungsfähigkeit, die jedoch schon nach wenigen Wochen ihre höchste Stufe erreicht. Hervorzuheben ist, daß Hitze, Kälte und Schmerz schon in den ersten Lebenstagen empfunden werden, daß dagegen eine Prüfung des Geschmacks und Geruchs häufig noch beim dreimonatigen Kinde eine mangelhafte Entwicklung dieser Sinne konstatieren läßt.

Die Augen des Neugeborenen machen in den ersten Tagen ungeordnete Bewegungen, nicht selten findet sich sogar vorübergehendes Schielen. Ein wirkliches Fixieren des Gegenstandes ist erst nach Ablauf des 3. Lebensmonates zu konstatieren. Noch etwas anderes fällt bei aufmerksamer Beobachtung eines neugeborenen Kindes auf, das ist der verhältnismäßig seltene Lidschlag, das Fehlen der Tränen und das Verhalten der Pupillen. Beim Erwachsenen erweitern sich die Pupillen im Moment des Erwachens aus dem Schlaf maximal, beim Kinde fehlt diese Reaktion im ersten Lebensjahre, während schon nach den ersten Lebenswochen der Lidschlag häufiger wird und Tränen sich einstellen.

An den **inneren Organen** ändert sich während der Kinderjahre sowohl die Größe der einzelnen Organe wie auch deren gegenseitige Lage. Ein Organ ist dem Kindesalter eigentümlich und verschwindet mit der Pubertätszeit, das ist die sog. Thymusdrüse, welche den Raum hinter dem Brustbein und oberhalb des Herzens ausfüllt. Alle übrigen Organe dienen denselben Funktionen wie beim Erwachsenen.

Die flüssigen Teile.

Das Blut der Neugeborenen ist reicher an roten Blutkörperchen als das der älteren Kinder, auch strömt es schneller durch die Blutgefäße. Davon rührt die intensiv rote Färbung der Haut des jungen Kindes her.

Die Lebensvorgänge im Körper.

Die Lebensvorgänge beim Kinde sind insofern noch komplizierter als beim Erwachsenen, weil wir es nicht mit einem fertig ausgebildeten, sondern mit einem wachsenden Organismus zu tun haben. Darauf muß vor allen Dingen die Ernährung Rücksicht nehmen, denn sie hat nicht nur die Aufgabe, die zur Ergänzung des verbrauchten Körpermaterials nötigen Stoffe zu liefern, sondern auch den Körperansatz und das Wachstum zu ermöglichen.

Der **Verdauungskanal.** Wenn das Kind an der Brust trinkt, vollzieht sich der Saugakt in folgender Weise: die Zunge senkt sich in ihrem hinteren Teile etwas nach vorn, plattet sich gleichzeitig ab und wird an den Seitenteilen durch den Druck der Wangen eingerollt. Der Saugakt, zu dem auch die Bewegung der Kiefer gehört, ist ein so komplizierter Vorgang, daß er schwer durch mechanische Hilfsmittel nachzuahmen ist; daher kommt es, daß alle Hilfsmittel, um die Brustdrüse nach Art des Saugens künstlich zu entleeren, durch manuelles Abspritzen, durch Saugpumpen usw., nicht denselben Erfolg haben wie das Saugen des Kindes. Die Mundhöhle ist beim gesunden Säugling wenige Minuten nach dem Trinken sauber und bedarf daher nicht der Reinigung.

Die Verdauung der Mahlzeiten beginnt schon im Munde, und zwar durch den Speichel. Die Speichelbildung in den sogenannten Speicheldrüsen ist anfänglich gering, nimmt erst gegen Ende des 2. Lebensmonates zu. Von den übrigen Verdauungsdrüsen, der Leber, der Bauchspeicheldrüse, den Drüsen der Darmwand und des Magens, werden wie beim Erwachsenen die zur Verdauung der eingeführten Nahrung notwendigen Säfte geliefert. Diese Säfte unterscheiden sich in ihrer Wirksamkeit von denen des Erwachsenen; denn der Organismus paßt die Arbeit seiner Organe den geforderten Leistungen an, in diesem Falle die Arbeit der Verdauungsdrüsen der Art der Nahrung, d. h. der Milch. Die wirksamsten Bestandteile der Verdauungssäfte, welche im wesentlichen für die Verdauung der Nahrungsbestandteile in Betracht kommen, sind die sog. Fermente. Die Möglichkeit, Verdauungsfermente zu bilden, ist auch beim Säuglinge vorhanden, aber es werden nur die gebildet, welche für die Verdauung der Milch und ihrer Bestandteile notwendig sind. Mit Rücksicht auf die Art der

Nahrung verfügt das Kind über zwei Fermente (Labferment und Milchzuckerferment), welche dem Erwachsenen fehlen.

Eine besondere Bedeutung bei der Verdauung kommt neben den Verdauungssäften und den Fermenten gewissen Bakterien zu, welche den ganzen Darmkanal besiedeln und als normale Bewohner desselben anzusehen sind. Sie wandern im Laufe des ersten Lebenstages vom Mund und vom After aus in den Darmkanal ein.

Die Form und Lage des Magens unterscheidet sich nicht wesentlich von der des Erwachsenen; relativ groß ist die Länge des Darmes, welche beim Säugling 6 mal, beim Erwachsenen nur 4½ mal die Körperlänge übertrifft.

Der **Stuhl** des Kindes enthält ebenso wie der des Erwachsenen außer den Nahrungsresten, welche nicht zur Aufsaugung gekommen sind, und den Darmbakterien einen Teil der Darmabsonderungen. Der Stuhl wird um so flüssiger, je größer der Anteil der letzteren ist. Der goldgelbe, salbenartige Brustmilch=Stuhl, wie er vielfach als charakteristisch für das gesunde Brustkind beschrieben wird, ist übrigens auch in gesunden Tagen nicht die Regel, sondern es wird häufig genug ein mehr wasserreicher oder auch ein gehackter Stuhl entleert, ohne daß eine Verdauungsstörung vorliegt. Typisch dagegen für das gesunde Brustkind ist der leicht säuerliche Geruch, der in keiner Weise an Fäulnisgeruch oder an den Geruch des Stuhles beim Erwachsenen erinnert. Geruch und Aussehen des Stuhles ändern sich bei Erkrankungen und unter dem Einfluß der Ernährung. Zu erwähnen ist nur, daß wir dem Aussehen des Stuhles in der Beurteilung des Kindes nicht allzu große Bedeutung beilegen dürfen, denn in erster Linie hängt dieses Urteil von dem Gesamtbefinden des Kindes und seinem ganzen Verhalten ab. Der bestaussehende Stuhl nützt uns nichts, wenn es dem Kinde schlecht geht. Daß bei Ernährung mit Gemüse ein Teil des Gemüses, vor allen Dingen die Farbstoffe und die unverdauliche Rohfaser im Stuhl erscheinen, ist besonders deswegen zu erwähnen, weil manche Mutter daraus den Schluß zieht, daß das Kind das Gemüse noch nicht verträgt. Dieser Schluß ist falsch.

Der **Atmung** des Kindes dienen Lunge und Haut. Durch die Lungenatmung wird dem Blute andauernd Sauerstoff zugeführt und Kohlensäure entzogen. Beim Neugeborenen ist bis zu der Geburt und bis kurz vor dem ersten Atemzug die Lunge luftleer. Sobald mit der vollendeten Austreibung des Kindes aus dem Mutterleib die Nabelschnur ihre Funktion, dem Kinde sauerstoffhaltiges Blut von der Mutter her zuzuführen, einstellt, tritt ein Mangel an Sauerstoff und eine Überladung mit Kohlensäure im Blute des Kindes ein. Dies löst den ersten Atemzug des Kindes aus, der die Lungenbläschen entfaltet und so die Möglichkeit schafft, daß künftighin die Lungen des Kindes selbst den Austausch der Atmungsluft übernehmen. Die Erweiterung der Brusthöhle, welche zur Atmung notwendig ist, erfolgt beim Erwachsenen sowohl durch Hebung der Rippen als auch durch Tiefertreten des Zwerchfelles. Beim jungen Säugling wird die Atmung vorwiegend durch die Bewegungen des Zwerchfelles, welche wir äußerlich an den Formveränderungen des Leibes erkennen, bestritten. Im späteren Säuglingsalter werden die Atmungsbewegungen des Brustkorbes ergiebiger, und die Zwerchfellatmung tritt mehr und mehr zurück.

Die Art des Atmens, der sogenannte Atmungs=Typus ist beim Säugling ein anderer als beim älteren Kind und beim Erwachsenen.

Der Rhythmus der Atmung ist in den ersten Lebenswochen unregelmäßig und wird erst mit fortschreitendem Alter gleichmäßiger. Die Zahl der Atemzüge (beim Erwachsenen 16—18) beträgt beim Neugeborenen im ersten Lebensmonat 30—60, im zweiten Jahre 25—30, bis zur zweiten Zahnung etwa 24 in der Minute.

Im **Blutkreislauf** tritt mit dem Moment der Geburt eine vollkommene Umwälzung ein, welche durch die Ausschaltung der Nabelschnur und des sogenannten Plazentarkreislaufes und durch die Einschaltung der Lunge verursacht ist. Der Fötus nimmt die zur Erhaltung des Lebens notwendigen Nährstoffe aus dem mütterlichen Blute mittels des Mutterkuchens (Plazenta) und durch die Nabelschnur auf. Die fötale Atmung, d. h. die Aufnahme von Sauerstoff und die Abgabe von Kohlensäure, findet gleichfalls auf diesem Wege statt. Der Lungenkreislauf ist beim Fötus noch bedeutungslos. Mit der Entfaltung der Lungen durch die Atmung wird das Organ, welches bis dahin die fötale Atmung vermittelt hatte, nämlich die Nabelschnur, überflüssig; die Nabelgefäße, welche die Verbindung zwischen dem Mutterkuchen und dem Kreislauf des Fötus hergestellt hatten, verkümmern, und so haben wir die Blutversorgung wie beim Erwachsenen. Im Lungenkreislauf findet nunmehr der Austausch von Sauerstoff und Kohlensäure zwischen Blut und Atmungsluft statt, und im großen Kreislauf werden dem Körper die Nahrungsstoffe, zu denen auch der Sauerstoff gehört, zugeführt und die Kohlensäure aus dem Gewebe abgeführt.

Wachstum und körperliche Entwickelung des Kindes.

Wachstumsmessungen beziehen sich in erster Linie auf Feststellung der Körperlänge und des Körpergewichtes in verschiedenen Entwicklungszeiten des Kindes. Die Körperlänge des Menschen beträgt im Durchschnitt bei der Geburt 49,5, am Ende des ersten Lebensjahres 73,0, am Ende des zweiten 83,0, am Ende des sechsten etwa 111,0 cm.

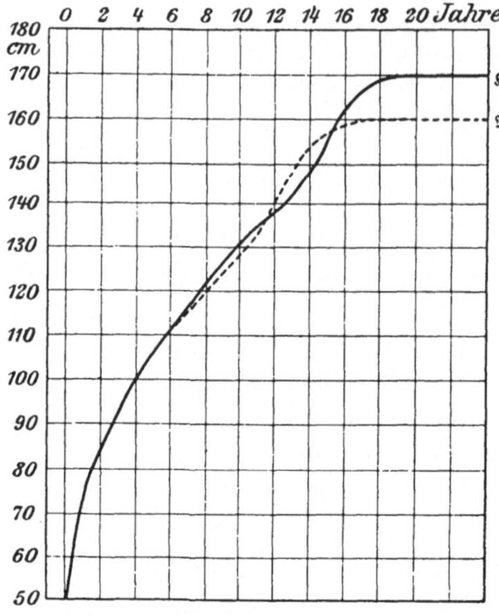

Fig. 7. Längenwachstum.

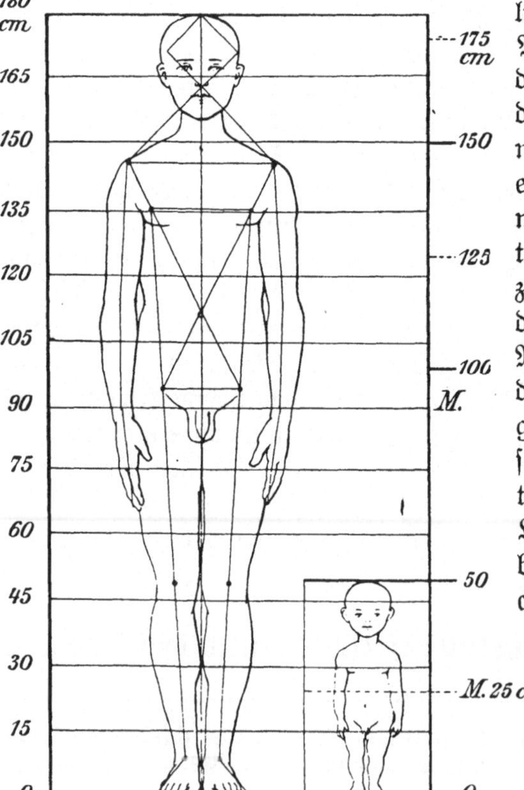

Fig. 8. Körperproportionen beim Mann und beim Neugeborenen. (Nach Stratz.)

Das Charakteristische im Längenwachstum des Menschen besteht in dem zweimaligen, im Kurvenbilde (Fig. 7) zu einer Doppelwelle führenden impulsiven Auftreten der Wachstumsenergie. Das erstmalige Auftreten zeigt sich bei der Geburt des Menschen als eine Fortsetzung der in der fötalen Periode entwickelten hochgradigen Wachstumsenergie, das zweitmalige Auftreten steht im engen Zusammenhang mit der nach der Fötalperiode wichtigsten Phase der Körperentwicklung, d. i. mit der Zeit der Pubertät. Beide Male folgt dem impulsiven Auftreten der Energie eine rasche Abnahme derselben, die im ersten Falle zu einem gemäßigten Wachstumstempo, im zweiten dagegen zu einem völligen Erlöschen der Wachstumsenergie führt. Mit dem 20. Lebensjahre ist das Längenwachstum im großen und ganzen abgeschlossen. Während der zweiten Periode fällt das stärkste Längenwachstum beim Knaben in das 15., beim Mädchen in das 12. Lebensjahr.

Was nun die Wachstumsunterschiede bei den beiden Geschlechtern betrifft, so zeigt sich, daß die durchschnittliche Körperlänge (und Gewicht) der Knaben in der Entwicklungszeit größer ist als das der Mädchen. Ausgenommen ist die Zeitperiode, welche vom 11. oder 12. bis zum 16. Lebensjahr dauert. Dieses zeitweilige Überragen der Mädchen in Länge und Gewicht beruht auf dem frühen Eintritt und Abschluß der Pubertätsentwickelung.

Mit fortschreitendem Längenwachstum vollziehen sich gewisse Veränderungen der Körperproportionen. Wie wir aus Fig. 8 ersehen, ist das Verhältnis der Kopfhöhe zur Gesamtlänge des Körpers beim Neugeborenen 1 : 4, beim Erwachsenen 1 : 8. Die Körpermitte liegt beim Neugeborenen oberhalb des Nabels, beim Erwachsenen am unteren Ende des Rumpfes; die Beinlänge beträgt beim Neugeborenen etwa ein Drittel, beim Erwachsenen die Hälfte der Körperlänge. Mit zunehmendem Wachstum wird der Rumpf verhältnismäßig kürzer, werden die Gliedmaßen verhältnismäßig länger. Gleichzeitig mit den Längenproportionen verändert sich auch das Verhältnis des Umfangs von Rumpf, Kopf und Gliedmaßen: Der Brustumfang, beim Neugeborenen geringer als der Kopfumfang, wächst schneller als dieser, ist ihm am Ende des ersten Lebensjahres etwa gleich und überholt ihn später immer mehr.

Die Veränderungen des Längenmaßes werden im Säuglingsalter im allgemeinen weniger beobachtet als die des Körpergewichts, und doch sind beide Werte notwendig, um den Körperzustand eines Individuums zu charakterisieren. Für die Bewertung von Ernährungserfolgen pflegen wir allerdings die Körpergewichtszunahmen in erster Linie zu berücksichtigen.

Das Geburtsgewicht bewegt sich auch bei gesunden, ausgetragenen Kindern innerhalb weiter Grenzen und beträgt im Durchschnitt etwa 3250 g; es wird im allgemeinen nach 5 Monaten verdoppelt, nach einem Jahre verdreifacht. In den ersten Tagen nach der Geburt tritt normalerweise eine Abnahme des Gewichtes um 200—400 g ein, sie ist in der Regel um so größer, je höher das Geburtsgewicht des Kindes ist. Diese sogenannte physiologische Abnahme dauert meist 3—4 Tage an und wird in den folgenden Tagen durch Zunahme wieder ausgeglichen. Bei manchen Kindern wird am 7.—10. Lebenstage das Anfangsgewicht wieder erreicht, bei anderen, häufig bei erstgeborenen Kindern dauert der Ausgleich der anfänglichen Abnahme 14—20 Tage, ohne daß irgend welche Störungen in der Ernährung oder im Gesundheitszustande des Kindes zu beobachten sind. Es liegt kein Grund vor, die Zunahme durch Eingriffe beschleunigen oder gar die physiologische Abnahme ganz vermeiden zu wollen.

Ein wesentliches Zeichen guten Gedeihens beim Säugling ist nicht die absolute Höhe, sondern die Regelmäßigkeit der Zunahme. Die Gewichtszunahmen sind in den ersten Lebenswochen größer als

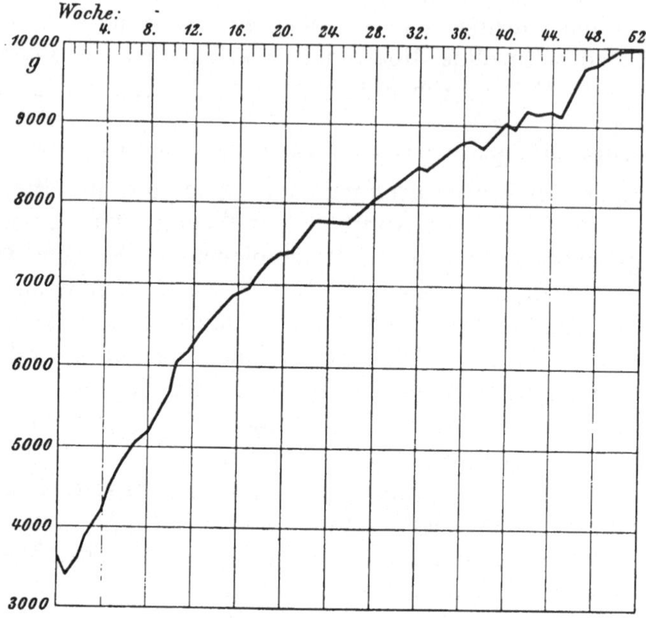

Fig. 9. Ein gesundes Brustkind.

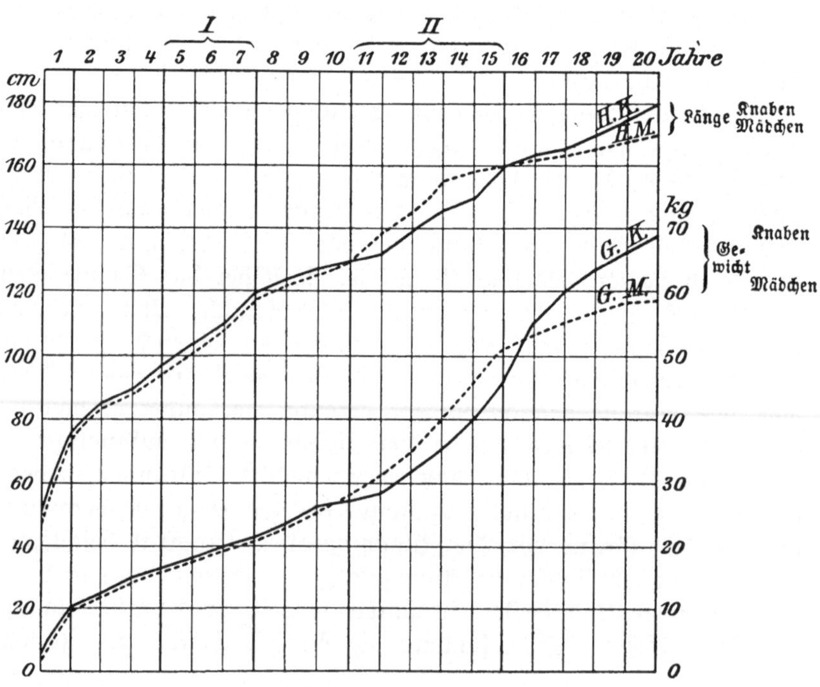

Fig. 10. Gewichts- und Längenwachstum.

später und verringern sich, je älter das Kind wird (Fig. 9); sie betragen in den ersten Wochen etwa 200 g, am Ende des ersten Lebensjahres etwa 70—80 g pro Woche. In der Körpergewichtskurve erkennen wir dies daran, daß die anfangs steile Kurve sich bis zum 5. Lebensjahre mehr und mehr abflacht. Eine erhebliche Steigerung des Wachstums beobachten wir noch einmal im 11. bis 16. Lebensjahre.

Längen- und Gewichtswachstum gehen in der späteren Kindheit nicht parallel. Es lassen sich, wie Fig. 10 zeigt, Perioden, in denen das Körpergewicht mäßig, die Körperlänge stark zunimmt, von solchen unterscheiden, in denen das umgekehrte Verhältnis statthat. Diese Schwankungen lassen sich an der äußeren Form und Figur des kindlichen Körpers erkennen. Stratz unterscheidet:

1. Periode der ersten Fülle von 1 bis 4 Jahren,
2. Periode der ersten Streckung von 5 bis 7 Jahren,
3. Periode der zweiten Fülle von 8 bis 10 Jahren,
4. Periode der zweiten Streckung von 11 bis 15 Jahren,
5. Periode der Reifung von 15 bis 20 Jahren.

Geistige Entwickelung des Kindes.

Nicht nur Ärzte und Biologen, wie Darwin, Romanes, Preyer, Paolo Lombroso u. a. haben die kindliche Seele zum Gegenstand ihres Studiums gemacht, auch Philosophen, von denen Kant, Rousseau, Compayré, Tolstoi und George Sand hervorzuheben sind, haben das Kind in der Wiege psychologischer Untersuchung zugeführt, und es sind ausgezeichnete Monographien über dieses interessante Thema entstanden (Canestrini). Von allen Forschungsgebieten, welche die moderne Wissenschaft erschlossen hat, ist wohl keines anziehender als die Psychologie des Kindes. Bei uns in Deutschland hat das Studium der geistigen Entwicklung des Kindes starke Anregung durch die Beobachtungen Preyers bekommen, der in seinem Buch „Die Seele des Kindes" den Grund zu der modernen Kinderforschung gelegt hat.

Das menschliche Gehirn ist bei der Geburt viel weiter von dem Gipfel seiner Entwicklung entfernt als das der Tiere. Es wächst nicht nur längere Zeit, sondern auch stärker als das der Tiere. Man kann sagen, daß das Gehirn des Menschen viel jünger ist, wenn er in die Welt tritt, als das des Tieres. Das Tier wird altklug geboren und handelt sogleich auch altklug; dem Gehirne des Menschen, wie überhaupt seinem ganzen Körper, ist ein viel weiterer Spielraum individueller Entwicklung gegeben, weil ein relativ großer Teil derselben in die Zeit nach der Geburt fällt. (Hering.)

Während der menschliche Neugeborene nur für Lichtreize empfind=
lich ist, zeigt das aus dem Ei entschlüpfte Hühnchen einen so ent=
wickelten Gesichtssinn wie das erwachsene Tier. Aber auch niedere
Tierreihen, wie unter den Insekten die Bienen und unter den Verte=
braten die Fische, besitzen in den ersten Lebensstunden einen wunder=
baren Gesichtssinn.

Was den Hörsinn anbelangt, so steht dieser Sinn beim Neugeborenen
hinter demjenigen beinahe aller erwachsenen Säugetiere weit zurück, und
die Fähigkeit, verschiedene Tonhöhen zu perzipieren, wie es die Vögel
aufweisen, entwickelt sich erst später beim Gehirne des Menschen.

Nur in bezug auf den Geschmacksinn zeigt der menschliche Neu=
geborene eine auffallende Vervollkommnung und steht auf diesem
Sinnesgebiete selbst der erwachsenen Tierreihe nicht viel nach;
es darf natürlich nur von primitiven Geschmackseindrücken die Rede
sein, denn die Feinheit des Geschmacksinnes wird später erworben.

In bezug auf den Tastsinn besitzen dagegen auch niedere Tier=
gattungen ein besser entwickeltes Sinnessystem als der Mensch nach
der Geburt.

Untersuchungen über das Auftreten der seelischen Erscheinungen
wurden zunächst von Kußmaul und Preyer in der Weise aus=
geführt, daß sie die Neugeborenen nicht nur unter natürlichen Ver=
hältnissen beobachteten, sondern auch Reizmittel der verschiedensten
Art auf sie einwirken ließen, um aus etwaigen daraus folgenden
reflexiven oder mimischen Bewegungen auf den Eintritt der Empfin=
dung zu schließen. Sie prüften z. B. den Hautsinn durch Berühren
mit den Fingern, mit spitzen oder stumpfen Gegenständen, den Ge=
ruch durch Dämpfe von Essigsäure oder Ammoniak, den Geschmack
mit Zucker, Salz, Chinin, Essig, das Gehör durch Händeklatschen,
Rufen, Ticken einer Taschenuhr oder Anschlagen von Stimmgabeln,
das Sehen dadurch, daß sie eine brennende Kerze oder glänzende
Gegenstände in den Gesichtskreis des Kindes brachten.

Derartige Prüfungen sind einfach auszuführen, aber schwer zu
deuten. Auch für den Arzt ist es eine der verantwortungsvollsten
Aufgaben, bei einem jungen Kinde oder gar bei einem Neugeborenen
ein Urteil über dessen geistige Gesundheit und über die Funktion
seiner Sinnesorgane abzugeben. So ist es nicht zu verwundern, daß
einer Mutter oder Pflegerin Störungen einzelner Sinnesfunktionen
oder der gesamten geistigen Entwicklung des Kindes oft monatelang
entgehen. Wenn einer Pflegerin das ihr anvertraute Kind geistig
nicht normal erscheint, so soll sie in ihrem Urteil möglichst zurück=
haltend sein; ihr fällt die Aufgabe zu, sorgfältige Beobachtungen
über die geistige Betätigung des Kindes zu sammeln, um das gesamte
Material dem Arzte vorzulegen.

Die Lebensäußerungen des Neugeborenen geben sich in mancherlei **Bewegungserscheinungen** kund. Die sogenannten impulsiven Bewegungen, die wir beim neugeborenen Kind beobachten, bestehen in zweck- und ziellosem Hin- und Herbewegen der Arme und Beine. Auch das Schreien, das Lächeln, die ungeschickten Greifbewegungen des Kindes in den ersten Lebenswochen dürfen wir nicht als willkürliche, zielbewußte Bewegungen auffassen, sondern müssen sie zu den impulsiven rechnen. Den Gegensatz zu den impulsiven bilden die Bewegungen des Kindes, die als unmittelbare Antwort auf einen äußeren Reiz erfolgen, die sogenannten Reflexbewegungen, welche wahrscheinlich ohne seelische Begleiterscheinungen, ohne Einschaltung des Denkens vor sich gehen. Dazu gehört z. B. die Verengerung der Pupille des Auges bei Lichteinfall, ferner das Schlucken, das Niesen, das Gähnen.

Zu diesen impulsiven Bewegungen, in denen wir Außerungen des natürlichen Dranges zur Muskeltätigkeit erkennen, und zu den Reflexbewegungen gesellen sich unwillkürliche ererbte und angeborene Instinktbewegungen, bei denen Empfindungen und Gefühle eine gewisse, wenn auch nur sehr geringe Rolle spielen. Ein charakteristisches Beispiel dafür finden wir in dem Saugen des Kindes.

Übrigens wird die Bewegung, die dem Saugen vorausgeht, das Suchen mit den Lippen, von den Müttern sehr häufig fälschlich als ein Ausdruck von Hunger gedeutet; wenn z. B. eine Mutter mit dem Finger die Wange des Kindes berührt, und das Kind erfaßt mit den Lippen den Finger und saugt daran, so ist in den meisten Fällen die Mutter fest davon überzeugt, das Kind habe Hunger. Das braucht jedoch keineswegs der Fall zu sein. Wird die Wange berührt, so „greift" das Kind genau so mit den Lippen, wie es später mit den Händen greift, um sich über die Natur des Gegenstandes zu orientieren. Der natürliche Instinkt, nicht aber das Hungergefühl, schließt an diese Greifbewegung der Lippen das Saugen an.

Schließlich bleibt noch eine Gruppe von Bewegungen übrig, welche als Ausdrucksbewegungen bezeichnet werden. Ich hatte oben davon gesprochen, daß man durch Einwirkung verschiedener Reize das Vorhandensein oder Fehlen seelischer Funktionen prüft; die Wirkung der Reize wird durch Bewegungen beantwortet, welche sich im Laufe der ersten Lebensmonate entwickeln. Wir dürfen aber das Minenspiel des schlafenden Säuglings, die Grimasse der Neugeborenen noch nicht als seelische Ausdrucksbewegungen auffassen. Die wesentlichsten der letzteren sind die Mimik, das Lachen, das Weinen, die Gebärde und die Sprache. Schreien ist häufig das erste Lebenszeichen des Neugeborenen. Weinen wird kaum vor der dritten, Lächeln nicht vor der sechsten Lebenswoche beobachtet.

Die Bewegungen des Kindes, ursprünglich ungeordnet und ziel=
los, gewinnen mehr und mehr an Zweckmäßigkeit und lassen erkennen,
daß sie durch seelische Vorgänge hervorgerufen und vom Willen be=
einflußt sind. Die impulsiven Bewegungen werden seltener, die
Reflexbewegungen zahlreicher, die Ausdrucksbewegungen, wie Lachen
und Weinen erhalten deutlichere Beziehungen zu den Gefühlen von
Lust und Unlust. Dann werden die Muskelanspannungen unter dem
Einfluß der Sinneseindrücke und des Willens zu zielbewußten Be=
wegungen kombiniert. Das Kind lernt blicken, fixieren, Augen= und
Kopfbewegungen sinngemäß miteinander verbinden. Bewegungen
des Kopfes werden vom dritten Monat an willkürlich, wenn auch
noch ungeschickt, ausgeführt und immer weiter ausgebildet. Den
Entwicklungsgang von täppischen, halb impulsiven Bewegungen zu
den geordneten Ausdrucksbewegungen können wir am besten an der
Ausbildung des Greifens verfolgen. Schon nach den ersten Wochen
greift ein Kind nach ihm vorgehaltenen Gegenständen und um=
klammert sie; geschieht dies anfangs ohne Bewußtsein des Zwecks,
so wird allmählich eine Überlegung zwischen die Beobachtung des
Gegenstandes und die Ausführung der Bewegung eingeschaltet, die
Bewegung selbst wird sicherer und zielbewußter, und so wird das
Greifen bei dem Kind zu einem wesentlichen Mittel, um sich über
die Natur der Gegenstände, welche es umgeben, zu orientieren.
Nicht mit Unrecht machen erfahrene Erzieher darauf aufmerksam,
daß wir dem Kinde das wesentlichste Mittel, um sich in der es um=
gebenden Welt zu orientieren, nehmen, wenn wir ihm das Greifen
verbieten, und daß wir es auf diese Weise in seiner geistigen Ent=
wicklung weit über Gebühr hemmen. Das Greifen ersetzt in der
Zeit, in der das Kind noch keine Sprache kennt, gewissermaßen das
Fragen auf einer späteren Entwicklungsstufe.

Das Kind lernt nun immer kompliziertere aktive Bewegungen
ausführen und lernt sich zielbewußt seiner Gliedmaßen bedienen.
Zu dieser weiteren Entwicklung hilft ihm einmal der natürliche Nach=
ahmungstrieb, andererseits aber auch die Entwicklung der Sinnes=
organe. Voraussetzung für die Ausbildung zielbewußter normaler
Bewegungen ist die Intaktheit der körperlichen wie der geistigen
Funktionen. Der zeitliche Eintritt der verschiedenen Bewegungen,
wie sie das Kind nach und nach erlernt, ist individuell verschieden, nur
die Reihenfolge ihres erstmaligen Auftretens ist einigermaßen geregelt,
und zwar ist es die folgende: fixieren, horchen, greifen, Kopf heben,
sitzen, stehen, gehen, sprechen.

Und nun zu der Entwicklung der **Sinnesorgane.**

Der Tastsinn ist im allgemeinen weniger empfindlich als beim
Erwachsenen. Starke Berührungen, Stechen, Kneifen, Wärme und

Kälte lösen auch beim Neugeborenen Zeichen des Unbehagens aus. Von den Partien der Haut zeigen die Lippen die größte Empfind= samkeit gegen Berührung; der Schmerzsinn dagegen und die Empfind= lichkeit gegen schwache elektrische Reize sind auffallend stark herab= gesetzt. Erst allmählich bilden sich Abwehrbewegungen aus, zu deren Zustandekommen eigene Erfahrung gehört: z. B. der Lidschluß beim raschen Nähern der Hand, das Wegziehen der Hand beim Annähern eines brennenden Streichholzes. Die Abwehrbewegungen, welche wir als erworbene Reaktion auffassen müssen, treten beim menschlichen Säugling viel später auf als beim jungen Tier, und daran liegt es auch zum Teil, daß der menschliche Säugling des Schutzes und der Pflege viel länger bedarf als das junge Tier.

Die sogenannten Gemeinempfindungen (Hunger, Durst, Müdig= keit) sind bereits beim Neugeborenen entwickelt und kommen z. B. im Schreien, im Greifen nach der Flasche zum Ausdruck. Das Ge= ruchsvermögen des kleinen Kindes ist im Vergleich zu dem der meisten höheren Tiere nur wenig entwickelt, aber es ist schon in den ersten Tagen vorhanden.

Der Geschmackssinn als wichtigstes Sinnesorgan der Nahrungs= aufnahme ist zur Zeit der Geburt bei weitem besser als Hören, Sehen, Riechen und als der Tastsinn ausgebildet. Geschmacks= empfindungen hat offenbar bereits das Neugeborene und mit ihm wohl untrennbar verbundene dunkle Gefühle der Lust und Unlust, die sich in bestimmten mimischen Bewegungen zu erkennen geben. Doch tritt bei manchen Kindern diese Reaktion nur auf extreme Reize ein.

Unmittelbar nach der Geburt sind alle Kinder taub. Das Ge= hörorgan ist noch nicht funktionsfähig, erst durch die Atmung be= kommt das Mittelohr bzw. die Paukenhöhle die ihr nötige Luftmenge. In den ersten Lebenswochen spielen die später so wichtigen Gehörs= empfindungen keine wesentliche Rolle. Das gleiche gilt von den Gesichtsempfindungen. Die Pupille reagiert schon am ersten Lebens= tage auf Lichteinfall, starke und plötzliche Lichteinfälle sind von Unlust= erscheinungen gefolgt, aber das eigentliche Sehen ist noch unentwickelt. Den Neugeborenen fehlt das Augenzwinkern, bisweilen ist das eine Auge offen, das andere geschlossen oder das eine Auge wird bewegt, während das andere stillsteht. Bis zu 20 Tagen nach der Geburt treten die Augen des öfteren gelegentlich in Schielstellung. Erst mit dem Fixieren entwickelt sich die Gleichsinnigkeit der Augenbewegungen.

Daß gerade die niederen Sinnesorgane beim Neugeborenen frühzeitig relativ weit, die höheren dagegen so wenig entwickelt sind, will die Mutter zumeist schwer verstehen. Wenn sie die Sinnes= empfindungen prüft, so liegt es ihr am nächsten, Gehör und Gesicht zu prüfen, und aus ihrer falschen Auffassung kommt die Mutter häufig zu falschen Schlußfolgerungen, die ihr manchen Kummer bereiten, und darum mache ich auf diese Verhältnisse besonders aufmerksam.

Die verschiedenen Sinnesfunktionen erlangen im Laufe des ersten Lebensjahres ihre völlige Entwicklung. Schon im ersten Monat reagiert der Säugling auf Geschmacksreize mit Zeichen von Lust und Unlust. Süße Nahrung wird vorgezogen, saure oder bittere abgelehnt. Die Feinheit der Hautempfindung nimmt in den ersten Monaten rasch zu, die Gemeinempfindungen werden mit der Zeit deutlicher und führen zu bestimmteren Ausdrucksbewegungen, so zum Suchen und Festhalten der Brust oder der Flasche. Die Anteilnahme an der Umgebung prägt sich in größerer Aufmerksamkeit aus. Im dritten oder vierten Monat wird aus dem passiven Hören das aktive Horchen, und damit sind die Bedingungen zu Gehörswahrnehmungen gegeben. Ebenso erkennen wir die Aufmerksamkeit daran, daß das Kind Gegenstände fixiert und Bewegungen mit den Augen verfolgt; es fängt an, die Außenwelt aufzufassen und, wenn auch noch unvollkommen, zu unterscheiden. Damit kommt Ordnung in die Beziehung des kleinen Menschen zu seiner Umgebung.

Wesentlich erleichtert wird dieser Fortschritt durch die Ausbildung der willkürlichen Bewegungen, welche dem Kinde weitere Kenntnisse verschaffen. Das Greifen mit den Händen verschafft ihm die ersten Raumanschauungen, das aufrechte Sitzen erweitert seinen Horizont und erleichtert das Zustandekommen freierer Arm- und Handbewegungen. Das Spiel mit den eigenen Gliedern bringt dem Kinde zahlreiche Erfahrungen, und diese, sowie andere, zum Teil schmerzhafte Erfahrungen führen zu dem Ergebnis, daß das Kind seinen eigenen Körper, mit dessen Gliedmaßen es in der ersten Zeit spielt, fast als ob es ein fremder Körper wäre, von der übrigen Außenwelt unterscheiden lernt: es erwacht das Selbstbewußtsein, und nun beginnt die für die geistige Entwicklung wohl wichtigste Periode, die der **Sprachentwicklung,** an der wir drei Stadien unterscheiden. Zunächst ahmt das Kind einzelne Laute nach, dann beginnt es die Sprache der Erwachsenen zu verstehen, und schließlich fängt es an, einzelne Worte, dann kleine Sätze zu sprechen. Die Mutter, deren Wünsche häufig der Entwicklung des Kindes vorauseilen, sieht in der Nachahmung der einzelnen Laute gern schon ein Sprechen. Für die Erziehung ist das Sprachverständnis, welches immer dem Sprechen vorangeht, schon eine wesentliche Erleichterung, aber das bewußte Brauchen einzelner Worte in Beziehung zu den Gegenständen finden wir zumeist erst Monate nach dem Beginn des Sprachverständnisses.

Näher auf die geistige Entwicklung des Kindes, auf die Ausbildung des Gemütslebens, des Denkens und des Willens einzugehen, liegt nicht in der Aufgabe dieses Buches. Ich verweise diejenigen, welche eine eingehendere Darstellung suchen, auf die kurz gefaßte Schrift von Gaupp über „Psychologie des Kindes" und auf die ausführlicheren Darstellungen von Preyer und Hall.

Pflege des Kindes.

Während die Einzelheiten der Pflege dem speziellen Teil vorbehalten sind, möchte ich hier einige allgemeine Bemerkungen über körperliche Pflege vorausschicken. Das, was wir von der Pflege des Kindes erwarten müssen, ist in erster Linie Zuverlässigkeit in der Beobachtung, und zwar der Beobachtung aller körperlichen und geistigen Lebensäußerungen. Nichts in der Entwicklung des Kindes ist so unbedeutend, daß es die Aufmerksamkeit von Mutter oder Pflegerin nicht verdiente; das gilt insbesondere für das kranke Kind. Der Arzt ist bei seinen Besuchen in der Familie, die doch immerhin nur kurze Zeit dauern können, auf die Angaben der Mutter oder der Pflegerin angewiesen. Eine scheinbar nebensächliche Wahrnehmung der Mutter bietet ihm für seine Diagnose häufig eine wichtige Handhabe. Die Beobachtung des Kindes, besonders des Säuglings, stellt an die Aufmerksamkeit und Intelligenz der Pflegerin höhere Anforderungen als die Pflege des erwachsenen Kranken, da dieser über die Art und den Sitz seiner Schmerzen zu sprechen vermag.

Schwerer noch als der kranke ist der gesunde Säugling zu beobachten. Manche Pflegerin oder Schwester, welche mit größter Aufmerksamkeit auf einer chirurgischen Station arbeitet, erweist sich auf der Station für kranke Säuglinge weniger tüchtig und vermag der Beobachtung gesunder Säuglinge kaum ein Interesse abzugewinnen. Dieses Interesse erwacht meist erst, sobald es uns gelingt, der Pflegerin das Verständnis für die Feinheiten der körperlichen und geistigen Entwicklung des Kindes beizubringen. So ist also das Wesentlichste in der Ausbildung für Kinderpflege die Erziehung zur Beobachtung, welcher theoretisch vorgearbeitet werden muß, und die praktisch nicht sorgfältig genug geübt werden kann.

Ebenso wichtig wie die Erziehung zur Beobachtung ist die Erziehung zur Sauberkeit. Die Sauberkeit in der Pflege des Kindes kann überhaupt nicht übertrieben werden. Sie soll sich auf die Zubereitung der Nahrung, auf die körperliche Pflege des Kindes, auf die Wäsche, auf das Kinderzimmer und auf alle Personen, die mit dem Kinde zu tun haben, erstrecken. Für den Fortschritt in der Ausbildung zur Kinderpflege ist folgende kleine Tatsache charakteristisch:

2*

Früher wurde die Pflegerin dazu erzogen, sich die Hände zu waschen, **nachdem** sie ein Kind trocken gelegt hatte, jetzt verlangen wir, daß sie sich **vor**her die Hände wäscht.

Für unsere allgemeinen Krankenhäuser liegen die Zeiten lange zurück, in denen man sich scheute, Kranke zur Pflege einer Anstalt zu überweisen; auch in den weiten Kreisen der Laien ist die Erkenntnis vollkommen verbreitet, daß manche Krankheiten an die Pflege so hohe Anforderungen stellen, daß sie in der Privatfamilie trotz der größten Sorgfalt kaum erfüllt werden können. Nachdem also der Begriff „Hospitalismus" in den allgemeinen Krankenhäusern überwunden war, tauchte er in den Erörterungen über Säuglingskrankenhäuser wieder auf. Es wurde darauf hingewiesen, daß die Ernährungs- und Pflegeerfolge an kranken Säuglingen in Anstalten unbedingt schlechter seien als in der Privatfamilie, und damit wurde der Stab über die Säuglingskrankenhäuser gebrochen. Mit der Entwicklung der modernen Kinderheilkunde wurde die Lehre von der Säuglingsernährung weiter ausgebaut, so daß die Erfolge auch in den Anstalten wesentlich gebessert wurden; aber nun erkannte man auch, daß tatsächlich ein Unterschied in den Erfolgen zwischen Anstalts- und Familienpflege besteht. Unsere Bemühungen gehen dahin, die Anstaltspflege, welche durch die besseren hygienischen Bedingungen in so vielen Beziehungen naturgemäß der Familienpflege überlegen sein muß, auch in allen anderen Beziehungen ihr gleichzustellen.

Der Vorzug der Familienpflege besteht in dem persönlichen Interesse und der individuellen Sorgfalt, welche die Mutter oder die Pflegerin dem Kinde angedeihen läßt. Wollen wir in den Heimen für gesunde und in den Anstalten für kranke Kinder einen vollen Erfolg erzielen, so müssen wir darauf ausgehen, diese Vorteile der Einzelpflege mit den hygienischen Vorzügen der Anstaltspflege zu verbinden; darum ist es notwendig, auch in den Anstalten der Beobachtung und Erziehung des Kindes eingehendes Interesse zu widmen.

Die Mutter kann von der ausgebildeten Kinderpflegerin, der die Gepflogenheiten der Anstaltspflege vertraut sind, recht viel lernen, aber nicht minder kann die Anstaltspflegerin von der Mutter, die mit Liebe und Sorgfalt sich der Pflege ihres Kindes widmet, lernen.

Erziehung des Kindes.

Die Bedeutung der Erziehung für die Entwicklung des Menschen werden wir verschieden bewerten, je nachdem wir der Vererbung einen mehr oder weniger großen Einfluß zuschreiben. Je niedriger man die Wirkung der angeborenen Anlage auf die spätere Entwicklung des Individuums einschätzt, um so größer wird die Verantwortung, welche man dem Erzieher aufbürdet. Die Eigenschaften, die vererbt werden, sind teils körperlicher, teils geistiger Natur. Handelt es sich um körperliche Fehler, so fassen in der Regel die Eltern die Frage, ob eine familiäre Vererbung als Ursache in Betracht kommen könne, auch wenn es eine unverschuldete Krankheit ist, bereits als einen Vorwurf auf. Daher rührt die Scheu mancher Ärzte, den Eltern direkt zu sagen, es liege den bestehenden Krankheitserscheinungen eine ererbte abnorme Anlage zugrunde. Anders sind die Verhältnisse, wenn es sich nicht um körperliche Fehler, sondern z. B. um Minderwertigkeiten der geistigen Anlage oder des Charakters handelt. Da ist es den meisten Eltern, falls sie nicht darin einen Ausweg suchen, daß sie die Schuld auf die Schule oder auf Einflüsse Dritter schieben, immerhin bequemer, zu sagen: „Das Kind war nun einmal so“, als zugeben zu müssen: „Es ist durch unsere Erziehung so geworden“. Der Erziehung im weitesten Sinne und dem Milieu, in welchem der Mensch aufwächst, ist ein größerer Einfluß darauf, was aus ihm wird, zuzuschreiben als der angeborenen Veranlagung. Dafür scheint mir mit aller Entschiedenheit das Studium der Verwahrlosung unter Kindern zu sprechen, das uns lehrt, daß in der überwiegenden Mehrzahl aller Fälle Fehler oder schädliche Einflüsse der Erziehung oder gänzlicher Mangel jeder Erziehung als Ursache der Verwahrlosung festzustellen sind. Münsterberg sagte einmal in einem Vortrag, er kenne mit Ausnahme pathologisch veranlagter Kinder überhaupt keine verwahrlosten Menschen, nur verwahrloste Verhältnisse.

Der geistige Besitzstand des Menschen, sein Wesen und Charakter sind teils ererbt, teils erworben. Deshalb ist der Anteil, den Vererbung und Erziehung an dem geistigen Aufbau nehmen, verschieden groß. Temperament ist z. B. ererbtes Gut, dessen Überwuchern und dessen Auswüchse durch Erziehung zur Selbstbeherrschung wohl gehemmt werden, das jedoch dem Menschen während seines ganzen Lebens im wesentlichen unverändert verbleibt. Auch die Intelligenz ist ererbt. Sie wird durch Erziehung in Haus und Schule und durch Selbsterziehung geübt und kann je nach dem Grade der Übung zu verschieden hoher Entwicklung gebracht werden; aber sie ist von Anfang an da und wird in ihrem Wesen später kaum noch umgemodelt. Daß Wissen und Fähigkeiten während der ganzen Lebenszeit erworben und vermehrt werden können, daß Willen zur Arbeit und Freude an der Arbeit durch die Erziehung entwickelt und umgeformt werden, steht fest. Im Gegensatz zu Intelligenz und Temperament stelle ich an dieser Stelle den Charakter; denn auf diesen hat in viel höherem Grade die Erziehung, und zwar die in den ersten Lebensjahren, Einfluß. Gerade die ersten fünf Jahre sind die wichtigsten für den ganzen geistigen Aufbau des Menschen. Die spätere Erziehung kann nicht mehr tun, als den bereits aufgeschossenen Keim zu entwickeln. Aus dieser Auffassung erklärt es sich, daß wir der Erziehung in den ersten Lebensjahren eine so hohe Bedeutung beilegen, und darum werde ich mich in den folgenden Ausführungen auf die Erziehung des Kindes bis zum Schulalter beschränken.

Wer die Literatur der letzten Jahre verfolgt, der wird über die große Zahl der Schriften staunen, welche über geistige Entwicklung und über Seelenleben des Kindes sowie über Probleme der Erziehung erschienen sind. Von diesen Schriften möchte ich die Bücher von Gurlitt: „Der Verkehr mit meinen Kindern"[1]), sowie seine „Erziehungslehre"[2]) und das von A. Matthias: „Wie erziehen wir unseren Sohn Benjamin?"[3]), außerdem die mehr wissenschaftlichen „Ausgewählte Beiträge zur Kinderpsychologie und Pädagogik"[4]) von G. Stanley Hall empfehlen. Auch von ärztlicher Seite hat man der Erziehung stets die größte Aufmerksamkeit geschenkt; ich nenne nur die Schrift von Adalbert Czerny „Der Arzt als Erzieher des Kindes"[5]).

Praktische Pädagogik wird mit Erfolg nur von Personen ausgeübt, die dazu veranlagt sind. Die Erziehung des Kindes gehört zu den schwierigsten Aufgaben der Kinderpflege. Wer sich die Mühe nimmt, ein Kind im Fortschreiten seiner geistigen Entwicklung zu beobachten, dem wird daraus das Verständnis für die Erziehung erwachsen. Ein Kind ist nicht wie das andere; Eltern und Erzieher müssen ihr Kind gut kennen, um die Erziehung in der richtigen Weise zu leiten.

In welchem Alter haben wir mit der Erziehung zu beginnen? Viele Eltern, welche auf die Erziehung ihrer Kinder alle Sorgfalt verwenden, sobald sie das dritte oder vierte Lebensjahr oder gar das Schulalter erreichen, achten kaum auf die Erziehung des Kindes im ersten Lebensjahre, weil sie der Meinung sind, daß ein Säugling erzieherisch noch nicht zu beeinflussen ist. Das ist jedoch nicht richtig; denn es gibt Kinder im ersten Lebensjahre, die schon verzogen sind. Die Erziehung kann eingreifen, sobald das Gedächtnis soweit entwickelt ist, um Eindrücke festzuhalten, wenn auch die Intelligenz noch nicht imstande ist, den Zusammenhang zwischen Ursache und Wirkung zu erfassen. Schon die ersten Versuche, den Säugling an Ordnung und Regelmäßigkeit zu gewöhnen, bringen den Beweis, daß bereits

---

[1]) Berlin W 30, Concordia, Deutsche Verlagsanstalt.

[2]) Wiegandt und Grieben (G. K. Sarasin) in Berlin.

[3]) München, C. H. Beck'sche Verlagsbuchhandlung.

[4]) Mit Erlaubnis des Verfassers aus dem Englischen übersetzt von Dr. Joseph Stimpft, Altenburg bei Oskar Bonde.

[5]) Verlag von Franz Deuticke, Wien.

in den ersten Lebenswochen die Vorbedingung dazu gegeben ist, in das Verhalten des Kindes erzieherisch einzugreifen. Anfangs bestimmt das Kind durch die Dauer seines Schlafes die Stunden seiner Mahlzeiten; sind die ersten Lebenswochen vorüber, so sucht man das Kind daran zu gewöhnen, daß es die Nachtstunden ohne Unterbrechung und ohne Nahrungsaufnahme durchschläft: die Nahrungspausen am Tage werden verkürzt, die Nachtmahlzeit fällt aus. Nun meldet sich in der Regel das an die Nachtmahlzeit gewöhnte Kind in den ersten Nächten zum Anlegen und wird unruhig; erhält es keine Nahrung, so merkt es sich das und nach wenigen Nächten hat es sich an die neue Ordnung gewöhnt und schläft durch.

Die ganze Leitung und Überwachung der Ernährung ist eine Erziehung zur Ordnung, Regelmäßigkeit und Enthaltsamkeit. Wir halten z. B. für das gesunde Kind fünf Mahlzeiten am Tage für ausreichend, eine Überschreitung der Zahl für schädlich; aber mit Rücksicht auf das körperliche Befinden und auf den Ablauf der Verdauungsvorgänge wäre es gleichgültig, ob diese fünf Mahlzeiten nur über die Tagesstunden von früh 6 bis abends 9 Uhr oder über die ganzen 24 Stunden verteilt werden. Man könnte das Kind einmal drei Stunden, das nächste Mal sechs Stunden schlafen lassen, wenn nur die Zahl von fünf Mahlzeiten nicht überschritten wird. Wir suchen jedoch eine bestimmte Regelmäßigkeit, welche zumeist schon durch die Rücksicht auf den übrigen Haushalt geboten ist, zu erreichen, um das Kind so an Ordnung zu gewöhnen. Nur darf selbstverständlich die Erziehung zur Ordnung nicht den Anforderungen der körperlichen Gesundheit widersprechen. Wenn ein gesundes Kind z. B. zur Zeit seiner Mahlzeiten noch im Schlafe liegt, so wäre es ein Fehler, das Kind aus dem Schlafe aufzunehmen; in einem solchen Falle sind die Nahrungspausen zu verlängern und ist die Zahl der Mahlzeiten auf 4 in 24 Stunden zu verringern.

Die Erziehung zur Ordnung und Regelmäßigkeit in der Ernährung bringt es mit sich, daß wir auf das Kind einen Zwang ausüben. Die Größe der Mahlzeiten hängt bis zu einem gewissen Grade von dem Appetit des Kindes ab, ein Minimum und Maximum der Nahrungszufuhr aber wird von der Mutter oder Pflegerin, unter Umständen vom Arzte bestimmt. Über die Auswahl der Speisen soll unbedingt der Wille der Erwachsenen, nicht der des Kindes entscheiden. Es ist erstaunlich, wie oft der Arzt zu hören bekommt, ein Kind habe gegen dieses oder jenes Gemüse eine unüberwindliche Abneigung. Die Erziehung hat diesen Abneigungen entgegenzuwirken. Ein dreijähriges Kind hat wohl schon Lieblingsspeisen, aber es darf kein richtig zubereitetes Nahrungsmittel verweigern; für den in der Jugend ausgeübten Zwang wird es als Erwachsener nur dankbar sein.

Bei dem Übergang zu einer neuen Kostform, z. B. zu der ersten Gemüsemahlzeit, werden wir langsam vorgehen, wenn wir beim Kinde auf Widerstand stoßen; aber wir dürfen uns dadurch nicht beirren lassen. Wir müssen diese scheinbare oder vielleicht wirkliche Abneigung überwinden. Die kleinen Komödianten, die nun einmal die Kinder sind, benehmen sich bei solchen Gelegenheiten, wenn sie eine Speise nicht mögen, so, als ob es ihnen körperlich unmöglich sei, den Bissen herunterzubringen. Es kommt bis zu Würgbewegungen, die einen unerfahrenen oder ängstlichen Erzieher veranlassen, von allen weiteren Versuchen abzusehen und diese Speise vom Speise= zettel des Kindes zu streichen. Damit hat das Kind gewonnenes Spiel, und ein Fehler in der Erziehung ist begangen. In einzelnen Fällen liegt bei bestimmten Speisen eine sogenannte „Idiosynkrasie" vor; das sind jedoch seltene Ausnahmefälle. In der Regel handelt es sich um einen Versuch des Kindes, den eigenen Willen gegenüber dem des Erwachsenen durchzusetzen.

Übrigens ist schon beim jungen Kinde nicht nur darauf zu achten, daß es ißt, sondern auch wie es ißt. Mit 1½ Jahren erlernt das Kind in der Regel die einfachste Technik des Essens, nämlich mit beiden Händen die Tasse zum Munde führen und sauber zu trinken, und der Gebrauch von Löffel und Schieber ermöglicht auch dem jungen Kinde die saubere Aufnahme von Gemüse und Brei, voraus= gesetzt, daß diese nicht zu viel Flüssigkeit enthalten. Bis das Kind jedoch die Technik beherrscht und keine Verstöße mehr begeht, ver= geht mancher Monat. Wie häufig gerade die Erziehung auf diesem Gebiete vernachlässigt wird, das zu beobachten, dazu finden wir in Badeorten, die für Kinder einen besonderen Ruf haben, häufig Ge= legenheit. Da sehen wir an einem Tisch bei der Mutter ein drei= jähriges Kind sitzen, das tadellos und ruhig ißt, an einem anderen ein vierjähriges, das einen Teller Gemüse nicht essen kann, ohne sich selbst und das Tischtuch zu beschmutzen, und wieder an einem anderen sehen wir ein sechs= oder achtjähriges Mädchen sitzen, das eine fort= während Bedienung von der Mutter verlangt, dem die Mutter noch jeden einzelnen Bissen zurecht machen muß. Der Mangel in dieser äußerlichen Erziehung rächt sich häufig im späteren Leben; wir sind doch zu sehr daran gewöhnt, das Vorhandensein oder den Mangel an Kinderstube auch nach der Artigkeit oder Ungeschicklichkeit der Eßtechnik zu beurteilen.

Ich habe bei dem letzten Beispiel als einen Mangel der Er= ziehung gerügt, daß das Kind zu wenig zur Selbständigkeit erzogen wird. Dasselbe Kind, das sich mit sechs oder acht Jahren noch nicht selbständig bei Tisch benehmen kann, wird ebensowenig imstande sein, sich allein auszukleiden oder anzukleiden, es ist bei allem, was es tut, auf Bedienung angewiesen, weil es nicht an Selbständigkeit gewöhnt ist. Dies trifft nun nicht etwa nur für Kinder unserer wohlhabendsten Familien, die Bedienung genug zur Verfügung haben, zu, sondern auch für manches Kind, das keine andere Bedienung zur Verfügung hat als die eigene Mutter; aber diese macht sich zur Sklavin ihres Kindes. So leicht ein Kind von vornherein an Selbständigkeit im Alltagsleben zu gewöhnen ist, so schwer ist es, diesen Mangel an Selbständigkeit im späteren Leben an sich oder anderen zu beseitigen.

Die Erziehung zur Sauberkeit kann erst beginnen, wenn das Kind eine gewisse Stufe seiner geistigen Entwicklung erreicht hat. Dieser Zeitpunkt ist in der Regel mit dem Ende des ersten Lebens= jahres erreicht. Es ist eine unnötige Härte, wenn Mutter oder Pflegerin aus Bequemlichkeitsgründen oder aus Rücksicht auf den Wäsche= verbrauch schon im 4. oder 5. Lebensmonat des Kindes dessen Sauber= keit erzwingen will. Mangel an Sauberkeit wird vielfach als ein Zeichen von Zurückbleiben in der geistigen Entwicklung gedeutet. Ein so schwerwiegendes Urteil darf erst nach sorgfältiger Beobachtung und Untersuchung des Kindes durch einen Arzt gefällt werden. Wir dürfen nicht vergessen, daß das eine Kind eine bestimmte Ent= wicklungsstufe mit 10 Monaten, das andere erst mit 12, das dritte mit 15 Monaten erreicht, ohne daß eines dieser Kinder abnorm zu sein braucht. Wir dürfen des weiteren nicht vergessen, daß die Mutter oder Pflegerin das Kind zur Sauberkeit zu erziehen und nach bestimmten Grundsätzen vorzugehen hat, auf welche wir später zurückkommen. Wenn ein gesundes Kind die Sauberkeit einmal wirklich erreicht hat, geht sie in der Regel in gesunden Tagen nicht mehr verloren. Das Bettnässen älterer Kinder ist auf eine krank= hafte Willensschwäche oder auf eine körperliche Erkrankung zurück= zuführen und erfordert das Eingreifen des Arztes. Harmlos auf= zufassen und erzieherisch zu behandeln sind die Fälle, in denen ein Kind, das bereits längst sauber war, im Eifer des Spielens seine Er= ziehung zur Sauberkeit einmal vergißt.

Die Erziehung zur Ordnung und zum Gehorsam wird in den ersten Lebensjahren des Kindes nur zu häufig vernachlässigt. Be= sondere Aufmerksamkeit beanspruchen die Fehler, welche dem Kindes= alter eigentümlich sind. Ich kann hier nicht auseinandersetzen, wie diesen Fehlern in jedem einzelnen Falle zu begegnen ist, und möchte mich darauf beschränken, auf einige gute Bücher aufmerksam zu machen. Man findet ganz ausgezeichnete Belehrung in den Schriften von Gurlitt und Matthias, welche das Verständnis für die so= genannten Kinderfehler eröffnen und damit der Erziehung den richtigen Weg zur Verhütung und Behandlung der Fehler weisen. Um das Denken und Handeln moderner Erzieher zu charakterisieren, möchte ich einige Beispiele anführen. Übergriffe über die Grenzen von Mein und Dein, die Wahrung des Egoismus beim Kinde sind natürliche Äußerungen des angeborenen Selbsterhaltungstriebes; aber es sind nicht Unarten, als die sie so oft aufgefaßt werden. Solange das Kind durch Erwachsene vollkommen unbeeinflußt ist, kennt es keine Eigentumsbegriffe, und es ist nicht leicht, dem Kinde den Unterschied zwischen Mein und Dein beizubringen. Die Grausamkeit gegen Tiere ist ebenso wie der Egoismus ein altes Erbteil aus der Menschenurzeit, welches die Erziehung zielbewußt zu beseitigen hat. Hier kann das Beispiel des Erwachsenen unendlich viel tun. Die Erzieher begehen oft den großen Fehler, dem Kinde die Harmlosigkeit im Verkehr mit Tieren zu nehmen, indem sie Furcht oder Abneigung gegen bestimmte Tiere, z. B. Mäuse oder Frösche, übertragen. Ein Fehler der Erziehung ist es, wenn das Kind den Begriff „ich fürchte mich" oder „ich habe Angst" frühzeitig kennen lernt; denn von Hause aus kennt das Kind überhaupt keine Furcht.

Andere vermeintliche Verfehlungen des Kindes, welche von den Erziehern fälschlich gerügt oder bestraft werden, sind nichts als Äußerungen der Schwäche und der Unerfahrenheit. Der verständige Erzieher wird aus der liebevollen Beobachtung des Kindes die Ursache erkennen und entsprechend eingreifen. Er muß beobachten, wann niedere Triebe sich beim Kind bemerkbar machen, sollte dann dem Kinde zur richtigen Zeit beispringen und die ersten Versuchungen überwinden helfen — wenn es sein muß, durch einen gut gemeinten Klaps, der manche Tracht Prügel späterer Jahre unnötig macht.

Ein besonders schwieriges Kapitel der Erziehung, für welches wiederum Matthias und Gurlitt beherzigenswerte Winke geben, ist die Erziehung zur Wahrhaftigkeit. Erste und höchste Aufgabe der Erziehung ist es, der Lüge Herr zu werden; dazu gehört Vorsicht, Geduld und Nachsicht, in erster Linie aber auch das gute Beispiel der Erwachsenen. Denn es kann nichts Schlimmeres geben, als wenn das Kind beobachtet, wie die ihm nächststehenden Erwachsenen sich gegenseitig belügen oder gar das Kind zum Lügen anhalten. Die Lüge ist die Waffe des Schwachen, und oft wird ein Kind zum Lügner durch die Brutalität des Erziehers; Matthias sagt: „Der Drohblick des Erziehers treibt ins Sündengarn der Lüge." Im Gegenteil sollen wir durch Zureden dem Kind Mut zur Wahrheit machen und der Lüge auf den Grund gehen, ähnlich wie der Jugendrichter, bevor er sich ein Urteil über die Verfehlung der Jugendlichen bildet, die Motive der Tat mit allen Mitteln aufzuklären versucht. Im übrigen aber ist es das zweckmäßigste, die Lüge als kleinlich und feig hinzustellen, und das Kind dazu zu erziehen, daß es zu stolz zum Lügen ist. Der schwerste Fehler aber ist es, um einer vermeintlichen Lüge willen einen großen Strafprozeß gegen das Kind zu inszenieren und es zu bestrafen, während ein guter Beobachter und vernünftiger Erzieher aus dem ganzen Benehmen des Kindes erkennen müßte, daß es sich um ein harmloses Spiel der kindlichen Phantasie handelt.

Die Bekämpfung der erwähnten Fehler, des Eigensinns, des Egoismus, der Unaufmerksamkeit, der Grausamkeit und wie sie sonst noch heißen mögen, erfordert das richtige Verständnis und das erzieherische Eingreifen von seiten der Erwachsenen; einen großen Teil der Erziehung werden wir mit bestem Erfolg dem Einflusse von Altersgenossen überlassen. Dazu gibt das kindliche Spiel die beste Gelegenheit. Die Spieljahre haben für den Werdegang des Menschen, richtig geleitet, eine ebenso große Bedeutung wie die Schuljahre. Aufgabe der Erziehung ist es, den Spieltrieb des Kindes nach jeder Richtung zur Ausbildung der im Kinde schlummernden Kräfte und Fähigkeiten auszunützen; das eigentliche Spiel aber ist das gemeinsame Spiel mehrerer Kinder, es regelt gewissermaßen die Beziehungen des Kindes zur Außenwelt, denn das Kind lernt im Spiel sich als Teil einer Gemeinschaft einzuordnen.

Es kann nicht genug darauf hingewiesen werden, daß die Spieljahre für die Erziehung des Kindes voll ausgenutzt werden sollen, aber daß sie auch dem Kinde nicht unnötig verkümmert werden dürfen. Es gibt zwei extreme Richtungen, zwischen denen wir wohl den Mittelweg zu wählen haben. Die einen stellen in den Vordergrund der Erziehung die Erziehung zur Selbstbeherrschung und zum Gehorsam und schränken deshalb die Freiheit des Kindes mehr als notwendig ein. Die anderen, wie Gurlitt, gehen von dem Prinzip aus, dem Kinde möglichste Freiheit zu lassen und es allmählich dahin zu lenken, daß es von seiner Freiheit den rechten Gebrauch machen lernt, daß alle Fähigkeiten und Kräfte zur vollen Entwicklung kommen, ohne daß jedoch die Mitmenschen geschädigt werden. Die beiden extremen Richtungen lassen sich durch ein Beispiel charakterisieren. Der Erzieher will, daß das Kind einen bestimmten Weg gehe. Der eine errichtet unübersteigbare Schranken zu beiden Seiten des Weges oder verbietet kraft seiner Autorität dem Kinde das Abschweifen vom Wege, und der andere errichtet keine Schranken, weder materielle noch moralische, sondern geht mit dem Kinde und sucht durch seinen ständigen Einfluß zu erreichen, daß das Kind diesen rechten Weg nicht verläßt. Nun wird trotz des besten Willens die Erziehung nicht ohne Einschränkung der Freiheit zu ihrem Ziele gelangen, es müßte denn sein, daß Eltern so viel Verständnis für Erziehung, so viel Liebe zu ihrer Aufgabe und zum Kinde haben, und schließlich auch so viel Zeit zu opfern imstande sind, um die Erziehung der Eigenart ihres Kindes in vollem Umfange anzupassen. Eine ideale Erziehungs=

methode ist es, wie sie Gurlitt in seinem Werke „Der Verkehr mit
meinen Kindern" beschreibt. In jedem anderen Falle, wenn der Er=
zieher nicht so berufen und geeignet ist wie ein Gurlitt, und wenn
die Kinder nicht so gut veranlagt sind wie die seinen, wird die Er=
ziehung zum Gehorsam, der nun einmal dem Wesen des Kindes
zuwider ist, nicht ohne Härte vor sich gehen. Und darum gerade sollen
wir daran denken, dem Kinde zum mindesten im Spiel seine volle Frei=
heit zu lassen. Je mehr wir von der Erziehung, ohne ihren Erfolg
zu gefährden, dem Spiel überlassen können, um so besser ist es für
die Entwicklung der natürlichen Anlage des Kindes. Dasselbe gilt
von der körperlichen Anlage und der Entwicklung der Muskulatur.
Man empfiehlt heute auch ärztlicherseits für diesen Zweck den Sport.
Ist der nun wirklich fürs Kind schon notwendig? Ein gesundes Kind
hat im Spiel so viel Gelegenheit, seine Muskulatur zu üben, daß es
keinen Sport braucht. Vielleicht mögen sich in der Großstadt Ver=
hältnisse ergeben, in denen die Kinder so wenig zu wirklichem Spiel
Gelegenheit finden, daß man zu dem Aushilfsmittel des Sports
greifen muß; aber das ist nicht natürlich, und diese Art Groß=
stadtkinder, die so erzogen werden müssen, sind kaum gesunde, nor=
male Kinder.

Die Erziehung im Spiel ist scheinbar so leicht und stellt doch an
den guten Willen und an die Geschicklichkeit des Erziehers recht hohe
Anforderungen. Gewiß ist die Anlage zur Erziehung angeboren.
Dies gilt im besonderen für die Erziehung im Spiel und dann für
die sogenannte zweckbewußte Vernachlässigung seitens des Erziehers.
Die Kinder dürfen nicht das Gefühl haben, daß sie in ihrem ganzen
Tun und Treiben fortwährend vom Erwachsenen beobachtet werden;
dadurch verliert schon ein gesundes Kind seine Harmlosigkeit, ein
nervös veranlagtes Kind aber wird dadurch zu einer Selbstbeobach=
tung veranlaßt, die dem Kinde von Natur aus vollkommen fernliegt.
Aufgabe des Erziehers ist es, das Kind zu beobachten, ohne daß dieses
von der Beobachtung etwas merkt. Das heißt zweckbewußte Ver=
nachlässigung.

Für das Spiel ist zu raten, daß man die Kinder soweit als
möglich sich selbst überläßt, die Erwachsenen sollen sich nach Mög=
lichkeit der Einmischung ins kindliche Spiel enthalten. Im Spiel
lernt das Kind, ohne unser Zutun, sich dem Willen eines anderen
unterordnen, wie z. B. beim Soldatenspiel dem Vorgesetzten. Im
Spiel bildet sich der Mut, die Selbständigkeit und schließlich auch das
Pflichtbewußtsein aus. Es hängt wohl mit dem angeborenen Mangel
des Eigentumsbegriffes zusammen, daß das Kind von Natur aus
keine Pflichten, sondern nur Rechte kennt. Zu dem Pflichtbewußt=
sein wird das Kind fast ohne unser Zutun erzogen, wenn es im Spiel

mit anderen Gefährten gemeinsame Sache zu machen hat. Da sehen wir in dem kleinen Knirps, dem eine bestimmte Rolle im Spiel zugewiesen ist, das Verantwortungsgefühl entstehen, ohne das später die Ausübung des Berufes nicht möglich ist. Ich halte es nicht für gut, daß im kindlichen Spiel bereits Buben und Mädchen getrennt, und daß für die letzteren besonders „zahme" Spiele bevorzugt werden. Die wilderen Spiele in großer Gemeinschaft sind es, welche die körperliche Gewandtheit, den Mut und in gewissem Sinne das Pflichtbewußtsein ausbilden. Ich möchte nicht unerwähnt lassen, daß bei der Mädchenerziehung im allgemeinen viel zu wenig Wert auf die Ausbildung des Verantwortungsgefühls gelegt wird, und daß daher im späteren Leben die Mädchen eine andere Auffassung dem Beruf und den Pflichten gegenüber haben als die Knaben.

Im Spiel bildet sich die körperliche Gewandtheit aus. Mir will jedoch scheinen, als ob bei uns in Deutschland auf Gewandtheit, auf graziöse Bewegungen weniger Wert gelegt würde als anderswo. Mit einem Unterricht bei einem Tanzlehrer oder in einer geeigneten Schule für Körperkultur kann man bereits im sechsten oder siebenten Lebensjahre einen Anfang machen. Auch auf die körperliche Haltung wird bei uns zu spät geachtet. Ich habe mir erzählen lassen, daß besonders in guten italienischen Familien ein Mittel angewendet wird, um die Kinder an aufrechte Haltung zu gewöhnen. Es besteht darin, daß die Kinder täglich längere Zeit mit einem Buch auf dem Kopf herumgehen und sogar sich daran gewöhnen, mit dem Buch auf dem Kopf im Sitzen zu schreiben und zu lesen. Den Erfolg dieser jahrelangen Übung erkennt man allerdings noch am Erwachsenen an der auffallend guten Körperhaltung. Noch mit einem Wort möchte ich auf einen Fehler hinweisen, der in der Erziehung häufig insofern gemacht wird, als das Kind zur Rechtshändigkeit angehalten wird. In vielen Familien ist es gang und gäbe, daß das Kind von Anfang an dazu angehalten wird, beim Gruß die rechte Hand zu geben, beim Essen die rechte Hand zu benutzen usw.; das ist entschieden ein Fehler. Im Gegenteil ist das Kind nach Möglichkeit zur Doppelhändigkeit zu erziehen und dem Kinde seine Zweihändigkeit möglichst lange zu erhalten.

Recht häufig wird auch ein anderer Fehler von seiten der Eltern oder Erzieher gemacht, dem meist der beste Wille zugrunde liegt. Die Erwachsenen wollen dem Kinde schlechte Erfahrungen ersparen und es vor Schaden behüten. Schon dem kleinen Kinde fällt es schwer, die Erfahrungen der Eltern einfach zu übernehmen; es ist unter Umständen besser, mindestens wirksamer, wenn das Kind auch einmal durch Schaden klug wird. Aber die Ängstlichkeit der Eltern, die übertriebene Furcht vor irgendwelchen Gefahren veranlaßt sie zu allen möglichen extremen Maßnahmen, die sich nicht rechtfertigen lassen. So läßt eine Mutter ihre Kinder nur auf sterilisiertem Sand spielen aus Furcht vor dem Bakteriengehalt des gewöhnlichen Sandes; eine andere verbietet dem Kinde jede Berührung eines Hundes, weil sie eine Übertragung der Echinokokkenkrankheit fürchtet. Das heißt übertreiben. Ein derartiges Vorgehen der Eltern kann eine ernsthafte Hemmung und ein Schaden für das Kind werden. Ich kenne eine Familie, in deren Wohnung die scharfen Ecken an den Möbeln sorgfältig durch Lederpolster bedeckt wurden, als der Liebling der Eltern mit 1½ Jahren eine Größe erreichte, die den Kopf in Tischhöhe brachte. Das Kind auf diese Weise vor einem Schaden bewahren zu wollen, ist ein falscher Gedanke; denn das System läßt sich auf die Dauer nicht durchführen, und jedem Erdenbürger stellt das rauhe Leben harte Ecken in den Weg, die auch die sorgsamste Obhut der Eltern nicht immer polstern kann. Darum ist es schon besser, von vornherein mit dem andern System zu beginnen: das Kind rennt an diese oder jene Ecke an, empfindet Schmerz und lernt, durch Schaden klug geworden, allmählich diesen unangenehmen Ecken aus dem Wege zu gehen.

Schließlich noch ein Wort über das Spielzeug. Es kann, besonders bei jungen Kindern, nicht genug vor dem komplizierten Spielzeug gewarnt werden. Gar manche Eltern, welche ihren Liebling zu Weihnachten mit allen möglichen kostbaren Spielsachen zu überraschen gedachten, haben zu ihrer eigenen geringen Freude sehen müssen, daß das Kind all dies unbeachtet stehen ließ und nach irgend einem ganz unscheinbaren Gegenstande griff, den es tage- und wochenlang mit sich herumschleppt, oder daß das Kind den schönsten neuen Puppen ein altes zerzaustes Puppenfragment vorzieht. Wir sehen, daß eine einfache Zigarrenkiste, welche als Behälter für das oder jenes vom Kind gebraucht wird, sein liebster Zeitvertreib sein kann, und zwar, weil das einfachste Gerät der Phantasie des Kindes den weitesten Spielraum läßt. Falls der Gegenstand sich geeignet erweist, die Phantasie, die Schaffenslust oder die Selbsttätigkeit, kurz das Spiel anzuregen, dann ist er als Spielzeug gut zu gebrauchen. Es gibt aber auch eine Anzahl guter „Beschäftigungsspiele", welche die Erziehung des Kindes zur Beobachtung zum Ziele haben und für diesen Zweck von verständigen Erziehern sehr gut ausgenutzt werden können.

Man könnte mir sagen, daß ich eigentlich nicht über Erziehen, sondern über Erzieher spreche. Das hat seinen guten Grund; denn die wichtigste Frage bei der Erziehung ist nicht die, wie wir dies oder jenes Kind erziehen sollen, sondern die, wie der Erzieher sein soll, um den rechten Erfolg zu erreichen. Ein Fehler, der nur zu häufig und gerade von Eltern gemacht wird, welche ihren Kindern die meiste

Sorgfalt zuwenden, ist der, daß sie sich mit ihren Kindern zuviel be=
schäftigen. In wenigen Familien, in denen die Mutter durch die
häusliche Arbeit und der Vater durch seinen Beruf sowieso zur Genüge
in Anspruch genommen ist, in denen mehrere Kinder vorhanden
sind, wird ein guter Teil der Erziehung der jüngeren den älteren
Geschwistern überlassen. Das ist, vorausgesetzt, daß die Eltern Spiel
und Übung überwachen, das beste. Haben Eltern oder Erzieher aber
recht viel Zeit für das Kind übrig, und ist dies womöglich das einzige
Kind, so liegt leicht die Gefahr vor, daß an dem Kinde zuviel er=
zogen wird. Es beginnt in den ersten Wochen damit, daß das Kind
bei der geringsten Unruhe aus dem Bett aufgenommen und herum=
getragen wird; das ist durchaus nicht notwendig. Viel besser ist es,
das Kind in seinen körperlichen Bedürfnissen sorgfältig zu versorgen,
es im übrigen aber getrost sich selbst zu überlassen. Viele Mütter
haben ihre besondere Freude daran, wenn das Kind frühzeitig sich
aufzusetzen, zu stehen und zu gehen anfängt, und suchen es dazu
durch Anregung zu veranlassen. Auch das ist nicht notwendig. Das
Kind hebt seinen Kopf vom Kissen auf, wenn seine Nackenmuskulatur
weit genug entwickelt ist, und wenn es ein Interesse daran hat, seine
Umgebung in größerem Umfange zu übersehen. Es sind die gleichen
Momente, welche später das Kind spontan dazu bringen, sich eines
schönen Tages aufzusetzen oder sich an dem Gitter seines Bettchens auf=
zurichten. Zu all dem braucht das Kind keine Anregung oder Unter=
stützung. Nur bei den ersten Gehversuchen ist die stützende Hand der
Mutter notwendig, um das Kind vor dem Fallen und vor den ersten
schlechten Erfahrungen zu bewahren, durch die es eventuell einige
Zeit von weiteren Gehversuchen abgehalten werden würde.

Ähnlich ist es mit dem Eingreifen bei der geistigen Entwicklung.
Das Kind soll selbst das Tempo angeben, in welchem es vorwärts=
geht. Die Mutter oder Pflegerin hat gar nicht notwendig, das Kind
in seiner Entwicklung vorwärts zu bringen; nicht vorwärts drängen,
sondern eher hemmen, das ist die Aufgabe der erzieherischen Über=
wachung. Wir sollen uns nur immer bewußt bleiben, welche Fülle
von Eindrücken das Kind zu verarbeiten hat, ehe es sich eine Vor=
stellung seiner Umgebung macht, ehe ihm die Gegenstände und Per=
sonen allmählich vertraut werden. Es gibt keine Zeit im menschlichen
Leben, in der der Mensch so viele absolut neue Eindrücke aufzunehmen
und zu verarbeiten hat, wie die erste Zeit des Sprachverständnisses
und der Sprachentwicklung, und darum dürfen wir das Kind nicht
noch unnötig belasten. Die Mutter darf nur leise und unmerklich
nachhelfen, wenn sie Schwierigkeiten und Hemmnisse sieht, aber sie
darf, wie gesagt, das Kind in seiner Entwicklung nicht vorwärts=
drängen wollen.

Mancher Mutter wird es schwer werden und vielleicht als Unrecht gegenüber ihrem Kind erscheinen, wenn sie ihm die ersten Schritte im Verstandsleben nicht erleichtern kann. Wir verlangen aber viel mehr, viel Schwereres von ihr. Wir warnen vor der Vielgeschäftigkeit in der Erziehung und setzen als Pflicht der Erziehung an deren Stelle die ständige Beobachtung unter zielbewußter Vernachlässigung. Sie soll das Kind sich selbst überlassen, sie soll die körperliche und geistige Entwicklung, die Beschäftigung und das Spiel des Kindes überwachen, aber ohne daß das Kind etwas von dieser Beobachtung merkt. Leichter verständlich ist, daß der Erzieher nicht launisch oder willkürlich, sondern konsequent und gerecht sein soll. Wir verlangen von den Kindern Selbstbeherrschung, dann müssen wir sie zuerst von den Eltern und Erziehern erwarten, und so sind die Eltern, welche die Erziehung ausüben, gar häufig gezwungen, sich selbst zu beobachten und zu erziehen; denn das Kind reagiert sehr fein auf Fehler, namentlich auf Inkonsequenzen und Launen der Erzieher.

Die Hauptprinzipien in der Erziehung hat Lavater einmal in folgender Forderung zusammengestellt:

1. Die Kinder sind in guter Laune zu erhalten;
2. sie sind an Ordnung zu gewöhnen;
3. unerlaubte Dinge sind bestimmt abzuschlagen;
4. man soll soviel wie möglich gestatten, nicht am Verbieten Freude haben,
5. und die Kinder immer in Beschäftigung erhalten.

Nun könnte einer ängstlichen Mutter, der die Erziehung ihres Kindes am Herzen liegt, im Hinblick auf so viele Regeln, die zu befolgen, und auf so viele Fehler, die zu vermeiden sind, wirklich bange werden, ob sie dieser Aufgabe gewachsen ist. Da ist es gut, daß die Mutterliebe, wenn sie nicht blind für die Fehler ihres Kindes ist, der beste Führer in der Erziehung ist; denn die Mutterliebe und die Beschäftigung mit dem Kinde veranlaßt die Mutter, ihre Erziehung der Eigenart des Kindes anzupassen, und sie lehrt die Mutter, zu verstehen, daß das Kind seine eigene Art und Weise zu denken, zu fühlen und zu wollen hat. Und darum wird von einer verständigen Mutter nur allzu häufig der beruflich ausgebildete Erzieher oder die Erzieherin in der Erziehung des jungen Kindes übertroffen werden, und wir werden daraus lernen, daß für die Erzieherin die liebevolle Beobachtung des Kindes, das ihr anvertraut ist, und das verständnisvolle Eingehen auf seine Eigenart die erste Vorbedingung für den Erziehungserfolg ist.

Ernährung des Kindes.

Wenige Gebiete dürfte es in der Volksgesundheitspflege geben, in denen die Anschauungen unter den Fachleuten voneinander so stark abweichen wie auf dem Gebiete der Kinderernährung. Wer Gelegenheit hat, diesen Teil der Hygiene in verschiedenen Ländern zu studieren, findet nicht nur große Unterschiede in den Volkssitten, sondern auch in den Lehren, welche den Studenten Hebammen und Pflegerinnen vorgetragen werden, und in den Ernährungsmethoden, wie sie in ärztlich geleiteten Anstalten üblich sind. Die Unterschiede betreffen die Wahl der Nahrung in gleicher Weise wie ihre Zubereitung, die Quantität ebenso wie die Qualität der Nahrung. So werden in England, Amerika und Frankreich den Säuglingen 8 bis 10 Mahlzeiten in 24 Stunden gegeben, bei uns in Deutschland haben sich die vierstündlichen Ernährungspausen (5 Mahlzeiten in 24 Stunden) eingebürgert. In Frankreich wird schon in den ersten Wochen Vollmilch als Nahrung gegeben, in den Vereinigten Staaten von Nordamerika dagegen lassen die Ärzte das neugeborene Kind mit sehr stark verdünnter Milch ernähren. In Frankreich werden die Kinder fast während des ganzen ersten Lebensjahres ausschließlich mit Milch ernährt; in Amerika spielen in der Säuglingsernährung außer der Milch auch Mehl und Eier eine Rolle, aber Gemüse wird erst nach Vollendung des zweiten Lebensjahres verabfolgt; wir in Deutschland dagegen beginnen mit einer Gemüsekost bereits nach dem 6. Lebensmonat und gehen darauf aus, dem Kinde möglichst bald eine gemischte Kost zu geben.

Auch bei uns in Deutschland zeigen die Sitten und Bräuche bezüglich der Kinderernährung in den verschiedenen Gegenden nicht geringe Unterschiede, die zum Teil durch äußere Verhältnisse, größere oder geringere Wohlhabenheit, zum Teil durch Einwirkung der im Nachbarland üblichen Gebräuche bedingt sind, die aber manchmal auch durch den Einfluß eines einzigen Arztes, dessen Anschauungen auf großem Gebiete Geltung erlangten, umgeformt werden. Wir finden z. B. im Westen, im Rheinland, Ernährung mit Vollmilch verbreitet, im Osten dagegen mehr das Überwiegen von Mehlnahrung, und in Süddeutschland wird häufig genug über Schädigungen geklagt, welche auf die übermäßige Ernährung mit Brei oder Mus zurückgeführt werden. Immerhin aber dürfen wir feststellen, daß allmählich sich eine Lehre von der Kinderernährung ausgebildet hat, die wissenschaftlich gut begründet und praktisch erfolgreich erprobt ist. Die Ärzte sind bemüht, dieser Lehre in möglichst weiten Kreisen Anerkennung zu verschaffen, und Jahr für Jahr gehen heute aus den Anstalten, welche der Pflege und Ernährung von Kindern dienen, in großer Zahl Pflegerinnen und Mütter hervor, die vernünftige Anschauungen über Kinderernährung in das Volk hinauszutragen berufen sind.

Eine Tatsache von größter Wichtigkeit ist die, daß die Sterblichkeit im ersten Lebensjahre unter den künstlich ernährten Kindern ganz erheblich mehr Opfer fordert als unter den Brustkindern. Es ist merkwürdig genug, daß diese Tatsache fast in Vergessenheit geraten war; wenigstens gingen die wissenschaftlichen Bestrebungen auf dem Gebiete der Säuglingsernährung zunächst darauf aus, die künstliche Ernährung zu verbessern. Es wurden immer wieder neue Versuche gemacht, die künstliche Ernährung der natürlichen ähnlich zu machen, und doch gelang es nie, mit Kuhmilch dieselben Erfolge zu erzielen wie mit Frauenmilch. Wie der wissenschaftliche Versuch, so führt auch die praktische Erfahrung zu der Erkenntnis, daß die beste Verbesserung der künstlichen Ernährung der Ersatz durch die natürliche Ernährung ist, und nicht eindringlich genug kann heute allenthalben die Mahnung betont werden, daß jede Mutter, die irgend dazu imstande ist, ihr Kind selbst stillen soll.

Natürliche Ernährung des Säuglings.

Das vornehmste Recht des neugeborenen Erdenbürgers ist das auf die natürliche Ernährung an der Mutterbrust, und die selbstverständliche Pflicht jeder Mutter ist die, dem Kinde die Brust zu reichen. Nur schwere Krankheitszustände der Mutter können dazu Anlaß geben, sie von dieser Pflicht zu entbinden, das Kind seiner natürlichen Ernährung an der Mutterbrust zu berauben und den Gefahren künstlicher Ernährung zu überantworten. Die Entscheidung darüber steht ausschließlich dem Arzte zu. Wenn die Mutter das Stillen unterläßt, so weiß sie alle möglichen Gründe dafür anzuführen. In Wirklichkeit wird sie durch die Rücksicht auf die eigene Bequemlichkeit zu dieser Pflichtverletzung veranlaßt. Einer jener nichtigen Scheingründe, die meist angeführt werden, ist der, daß die Mutter zum Stillen zu schwach sei und dadurch in der Gesundheit Schaden leide. Tatsächlich ist aber das Stillen der Gesundheit nicht schädlich, sondern nützlich; die Frauen erholen sich während der Stillzeit und blühen auf.

Ein Vorwurf wird dem Stillen vielfach gemacht, der manche Frauen bestimmen könnte, vom Stillen abzusehen; man behauptet, daß das Stillen für die Figur der Mutter eine dauernde Schädigung bedeutet. Der Vorwurf besteht nicht zu Recht. Nicht das Stillen ist schuld daran, daß die Frau aus der Fasson kommt, sondern die unhygienische Lebensweise, die mancher Stillenden fälschlicherweise auferlegt wird. Es kommt darauf an, daß der Stillenden nicht zu viel und nicht zu wenig von Arbeit und Nahrung zugemutet wird. Wenn die Stillende den lieben langen Tag nichts tut und im Essen und Trinken ihre einzige Beschäftigung sucht, so ist die natürliche Folge, daß sie Fett ansetzt. Wenn eine Stillende andererseits aus Not zu schwerer Arbeit gezwungen ist und sich nur knapp ernähren kann, so wird sie in ihrem Ernährungs- und Gesundheitszustand geschädigt. In der Lebensführung der Stillenden ist das richtige Maß zu halten, den Frauen der wohlhabenden Kreise ist während der Stillzeit Über-ernährung zu verbieten und körperliche Arbeit vorzuschreiben. Dann wird es sich zeigen, daß nicht das Stillen schuld trägt an den körper-lichen Schädigungen, sondern die unvernünftige Lebensweise.

Die Frage, welche mancher Mutter schon vor der Geburt des Kindes Anlaß zur Sorge gibt, ob sie auch für das Kind Milch genug haben wird, ist in Wirklichkeit eine müßige Frage. Tausende und Abertausende von ärztlichen Erfahrungen in Heimen und Anstalten wie auch in der Privatpraxis haben den Beweis erbracht, daß bei vernünftiger Pflege und Ernährung und bei richtiger Anleitung zum Stillen mit verschwindenden Ausnahmen alle Frauen imstande sind, ihr Kind wenigstens in den ersten Wochen zu stillen.

Was ist unter richtiger Anleitung zum Stillen zu verstehen? Die ersten 24 Stunden verschläft in der Regel das neugeborene Kind vollständig; wird es unruhig, so wird es trocken gelegt oder erhält allenfalls einen Löffel dünnen Tees. Wird nun das Kind angelegt, so hat es bei Erstgebärenden häufig seine Schwierigkeiten, bis die Mutter das Geben und das Kind das Nehmen der Brust gelernt hat. Manchmal ist im Anfang nur wenig Milch da, zuweilen dauert es vier, sechs oder gar acht Tage, bis die Milch in die Brust einschießt, und doch dürfen die Versuche, das Kind anzulegen, nicht aufgegeben werden, und darf das Kind keine andere Nahrung erhalten. Denn die Saugbewegungen üben den Reiz aus, durch den die Milchabsonde-rung in Gang kommt, und der Hunger zwingt das Kind zu kräftigen Saugbewegungen. Hat das Kind einmal das bequemere Trinken aus der Flasche kennen gelernt, dann wird es zu energischen Saugbewe-gungen an der Brust zu faul. Um diese anfänglichen Schwierig-keiten beim Stillen zu überwinden, dazu gehört Geduld und Energie.

Vielfach wird das Stillen aufgegeben, weil angeblich die Warzen zu wenig ausgebildet sind. Dieser Grund ist nicht stichhaltig: In fast allen Fällen gelingt es den Saugbewegungen eines gesunden Kindes, kleine, flache, ja sogar eingezogene Warzen zur Entwicklung zu bringen. Noch weniger ist die angeblich schlechte Beschaffenheit der Mutter-milch Grund, vom Stillen abzusehen; denn es gibt keine schlechte Frauenmilch.

Auch über die Menge, die ein gesundes Kind im Laufe des Tages an der Brust trinkt, sind meist recht falsche Ansichten verbreitet. Fig. 11 zeigt neben den Ergebnissen der Körpergewichtswägungen die täglichen Nahrungsmengen, wie sie durch Wägungen

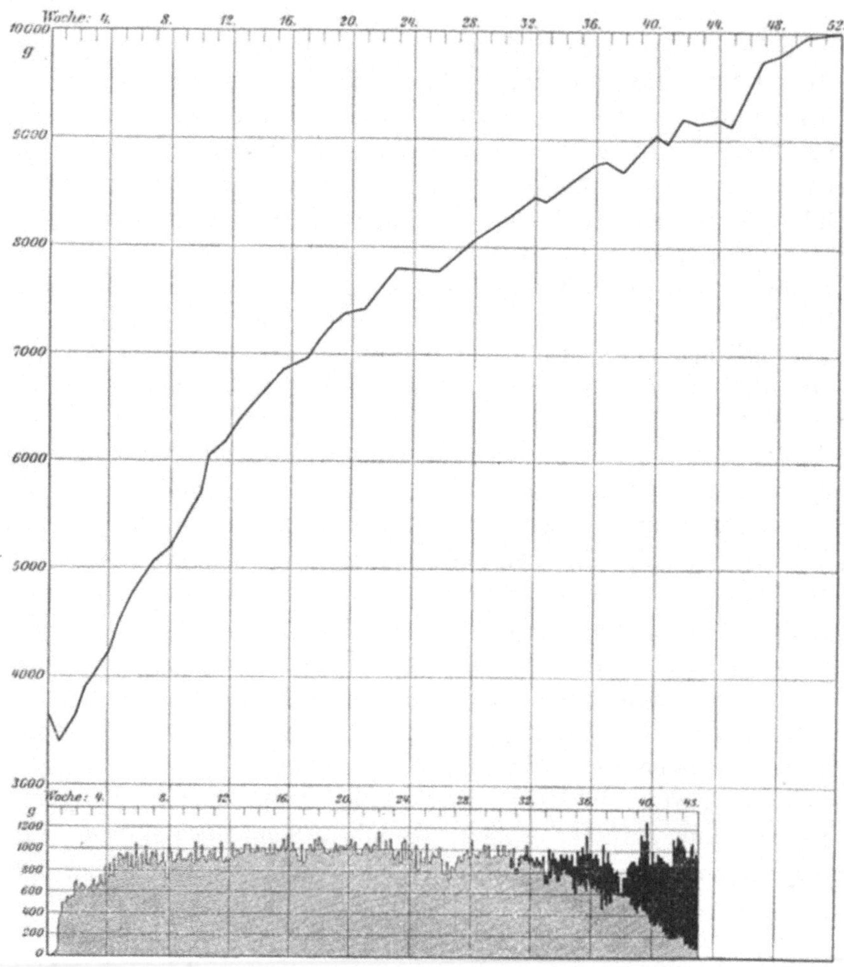

Fig. 11. Körpergewicht und Nahrungsmenge eines gesunden Kindes. Schraffiert bedeutet Frauenmilch, Schwarz Kuhmilch.

des Kindes vor und nach dem Trinken festgestellt werden. Man erkennt daraus, daß die Nahrungsmengen, welche an dem unteren Rande der Kurve angegeben sind, in den ersten Wochen ansteigen, dann aber lange Wochen, ja sogar Monate hindurch ungefähr gleich groß bleiben. Nun ändert sich die Zusammensetzung der Milch in dieser Zeit fast gar nicht. Die Menge bleibt fast gleich, und doch nimmt das Kind zu. Denn der Bedarf des Kindes an Nahrung wird mit der Zeit geringer. Diese Tatsache, daß das wachsende Kind mit der gleichen Menge und Zusammensetzung von Nahrung auskommt, dabei gedeiht und an Gewicht zunimmt, ist außerordentlich lehrreich. Man sollte sie so mancher ungeduldigen Mutter vorhalten, die in der ständigen Furcht lebt, daß ihr Kind nicht genug Nahrung erhält, oder die bei künstlicher Ernährung am liebsten fortwährend die Zusammensetzung der Nahrung ändert und Woche um Woche die Menge steigert.

Von größter Bedeutung, auch für die Ernährung des gesunden Kindes an der Brust, ist die Frage, wie oft ein Kind angelegt werden soll. Beobachtet man ohne Vorurteil gesunde Brustkinder, die unbeeinflußt von jeder wissenschaftlichen Anschauung so oft und so viel Nahrung erhalten, als sie zu verlangen scheinen, so ergibt sich, daß die Kinder am zweiten oder dritten Tage nur drei= oder viermal Nahrung verlangen, und diese Zahl der Mahlzeiten steigert sich in den folgenden Tagen, je nach dem Milchreichtum der Brust, auf fünf, höchstens sechs Mahlzeiten in 24 Stunden. Wir betrachten die Zahl von fünf Mahlzeiten in 24 Stunden für das gesunde wie für das kranke Kind im ersten Lebensjahr als vollständig ausreichend, und daß diese Zahl fünf nicht extrem klein ist, zeigen uns vielfache Beobachtungen von Brustkindern, welche sich von selbst auf vier Mahl= zeiten in 24 Stunden einstellen, und die dabei glänzend gedeihen.

Ist die Milchabsonderung durch irgendwelche Maßnahmen zu steigern? Vielfach ist der Ernährung ein Einfluß auf die Milchbildung zugeschrieben worden, und man hat deswegen, um reichliche Milch zu erzielen, die Stillende reichlich essen lassen. Aus Furcht, die Milchmenge würde für das Kind nicht ausreichend sein, nehmen die Mütter Kuhmilch, Suppen oder Ammenbier in großen Mengen weit über ihren Appetit zu sich. Das ist unnötig, zumeist sogar schädlich, weil die Stillende durch die übermäßige Zufuhr von Suppen oder Milch bald ihren Appetit verliert und andere Speisen überhaupt nicht mehr aufzunehmen vermag. Richtig ist es, wenn die Frau zur Zeit des Stillens nicht anders ißt und lebt als zu normaler Zeit und Extreme vermeidet. Ebensowenig ist es nötig, eine besondere Auswahl in den Speisen zu treffen, saure oder fette Speisen zu verbieten. Tat= sächlich hat die Wahl der Nahrung keinen Einfluß auf die Zusammen= setzung der Milch, und eine vernünftige gemischte Kost, welche reichlich Gemüse und Obst enthält, ist für die Stillzeit am besten geeignet.

In Zeitungen und Druckschriften finden wir häufig Reklame für Mittel gemacht, welche die Milchabsonderung anregen und fördern sollen. Gegenüber allen derartigen Anpreisungen ist hervorzuheben, daß es heute noch kein Nahrungsmittel und kein Medikament gibt, durch welches die Milchbildung bei der Frau gesteigert wird.

Übergang von natürlicher zu künstlicher Ernährung.

Der Übergang zu künstlicher Ernährung erfolgt entweder, wenn der Säugling soweit entwickelt ist, daß die ausschließliche Ernährung mit Frauenmilch für ihn nicht mehr ausreicht, oder wenn schon vor diesem Zeitpunkt die Menge der zur Verfügung stehenden Frauen= milch den Bedarf des Kindes nicht mehr deckt und eine Ergänzung durch andere Nahrung notwendig wird. Das erstere nennen wir „Abstillen", das zweite „Zwiemilchernährung".

Das Abstillen soll, wenn möglich, langsam und allmählich statt= finden; der Zeitpunkt des Abstillens ist vom Entwicklungsgrade des Kindes und der Milchmenge der Mutter abhängig, aber auch von äußeren Umständen, insofern wir z. B. den Übergang zu künstlicher Nahrung nicht gerade in die heiße Jahreszeit verlegen. Das Ab= stillen soll in der Regel im 6. Lebensmonat beginnen und im 8. bis 10. abgeschlossen sein. Das Kind erhält zunächst einmal täglich statt Brust die Ersatznahrung, dann, wenn es sich an diese gewöhnt hat, eine zweite und schließlich eine dritte künstliche Mahlzeit. Zur Ein= leitung des Abstillens geben wir einen mit Knochen= oder Fleisch= brühe gekochten Grießbrei, als zweite künstliche Mahlzeit Gemüse mit einem Zusatz von Salz oder Brühe, als dritte Apfel= oder Bananen= mus mit Biskuits oder einen Zwiebackbrei. Bei dieser Methode würde sich am Ende des Abstillens etwa im 9. Monat die Ernäh= rung in folgender Weise gestalten:

1. Mahlzeit: Frauenmilch.
2. Mahlzeit: Obstmus mit Biskuits oder Zwiebackbrei.
3. Mahlzeit: Gemüse.
4. Mahlzeit: Frauenmilch.
5. Mahlzeit: Grießbrei.

Der letzte Schritt des Abstillens erfolgt, wenn die beiden Mahl= zeiten an der Brust durch Kuhmilch ersetzt werden. Zweckmäßig ist es, beim Abstillen die Flasche zu vermeiden, Gemüse, Mus und Brei mit dem Löffel essen, die Kuhmilch aus der Tasse trinken lassen.

Das Abstillen braucht nicht immer in derselben Weise zu ge= schehen; die Wahl der Methode ist in gewissem Grade von dem Alter und Entwicklungszustand des Kindes und von seiner Anpassungs= fähigkeit an neue Geschmacksreize abhängig. In manchen Fällen empfiehlt es sich, nach dem Grießbrei als zweite künstliche Mahlzeit Zwiebackbrei und dann schon vor dem Gemüse oder Obst eine Kuh= milchmahlzeit verabreichen zu lassen, in anderen Fällen fangen wir zwar auch mit Grießbrei an, setzen dem aber später Gemüse zu und machen dann aus Grießbrei und Gemüse getrennte Mahlzeiten, um dasselbe weiter mit dem Apfelmus zu wiederholen. Der Übergang zu Gemüse und Obst fällt bei dieser letzten Methode manchen Kindern leichter.

Ist die Mutter gezwungen, das Kind in wenigen Tagen von der Brust abzusetzen, dann haben wir die durch die Milchstauung hervorgerufenen Schmerzen nach Möglichkeit zu lindern; es geschieht dies, indem wir die Brust durch Hochbinden ruhigstellen und ein wirksames Abführmittel anwenden. Diese Fälle plötzlichen Abstillens, welches für die Mutter unangenehm, für das Kind oft nicht ungefährlich ist, sind jedoch nur Ausnahmen; in der Regel werden wir, wie gesagt, möglichst langsam abstillen.

Von Zwiemilchernährung sprechen wir dann, wenn die zur Verfügung stehende Frauenmilchmenge für das Kind nicht ausreicht und Tiermilch zur Ergänzung herangezogen werden muß. Der Mangel an Frauenmilch kann dadurch entstehen, daß die Milchabsonderung bei der Mutter vorzeitig zurückgeht, oder dadurch, daß die Mutter ihr Kind nicht mehr ausschließlich stillen will oder kann. Der letztere Fall kommt verhältnismäßig häufig in ärmeren Familien vor, wenn die Mutter außerhalb des Hauses Erwerb suchen muß und nicht die Zeit hat, das Kind fünfmal des Tages an die Brust zu legen. Sie sucht sich dann in der Weise zu helfen, daß dem Kinde ein= oder zweimal täglich Kuhmilch aus der Flasche gegeben wird. Die Kuhmilch wird dem Alter des Kindes entsprechend verdünnt und mit Zucker oder Schleim versetzt. Vorübergehend müssen wir zuweilen zu einer Zwiemilchernährung greifen, wenn die Mutter durch Erkrankung gezwungen ist, einzelne Brustmahlzeiten auszusetzen.

Die Zwiemilchernährung, deren Erfolge nur wenig hinter der ausschließlichen Ernährung mit Frauenmilch zurückstehen, läßt sich häufig monatelang durchführen, bis in ähnlicher Weise, wie wir es beim Abstillen beschrieben haben, Breie, Gemüse, Obst die Nahrung ergänzen.

Ammenhaltung.

Neben der gewerblichen Vermittlung, welche in ähnlicher Weise wie für anderes Gesinde auch für Ammen Stellen beschafft, tritt neuerdings die Ammenvermittlung durch Säuglingsheime und ähnliche Anstalten mehr und mehr in den Vordergrund. Sie hat den Vorteil, daß die Anstalt für die Gesundheit und Stilltauglichkeit der Amme Gewähr leistet und das Schicksal des Ammenkindes sich angelegen sein läßt, indem sie eine geeignete Pflegestelle sucht und dort das Kind überwacht.

Bei der Ammenwahl kommt es darauf an, daß der Milchreichtum der Amme dem Bedarf des Kindes einigermaßen entspricht. Geht die Milchmenge weit über diesen Bedarf heraus, so besteht die Ge=

fahr einer Milchstauung und infolgedessen eines Rückganges der Milch=
bildung. Wird für ein schwaches Kind eine Amme gewählt, die vorher
an milchreicher Brust ein kräftiges oder gar mehrere Kinder genährt
hat, so stellt sich nur zu oft die Folge ein, daß die Milchmenge zurück=
geht und nun auch für das schwache Kind nicht mehr ausreicht. Die
Amme wird dann entlassen und eine andere angenommen: mit gleichem
Mißerfolg. Der Anstaltsarzt kennt die Ammen seiner Anstalt durch
wochenlange Beobachtung gut genug, um die richtige Wahl zu treffen.
Darauf beruhen die guten Erfolge der Ammenvermittlung durch
Findelanstalten.

Wie ist im Haushalt die Amme zu halten und zu ernähren?
Aufgabe der Amme ist es, dem ihr anvertrauten Kinde Nahrung zu
geben und die Pflege desselben, sowie alles, was damit in Zusammen=
hang steht, zu übernehmen. Damit sind aber ihre Pflichten erschöpft;
von anderer Haushaltsarbeit, insbesondere von groben schmutzigen
Arbeiten, die sich mit der sauberen Pflege eines Kindes nicht ver=
tragen, ist sie fernzuhalten. Andererseits darf die Amme jedoch nicht
verwöhnt werden; sie ist ebenso zu halten wie die übrigen Dienst=
boten und erhält die gleiche Kost wie diese, mit der einzigen Aus=
nahme, daß ihr 1 oder 1½ Liter Milch täglich bewilligt werden.

Wenn eine Familie Bedenken trägt, eine Amme für ihr Kind
aufzunehmen oder nicht dazu in der Lage ist, so bietet sich zuweilen
Gelegenheit, dem Kinde, wenn nicht ausschließliche Frauenmilch=
ernährung, so doch eine Zwiemilchernährung zu verschaffen. Es gibt
Frauen, die genügend Milch für zwei Kinder haben, welche ihr eigenes
Kind an der Brust nähren und sich bereit finden, zwei= oder dreimal
des Tages in das fremde Haus zu gehen, um dort das fremde Kind
zu stillen. Die Vermittlung dieser sogenannten „Stillfrauen“
übernehmen meist Fürsorgestellen oder Hebammen. Der Vorzug des
Systems besteht darin, daß das Kind der Stillfrau weiter gestillt
wird, während die Amme ihrem Kind die natürliche Nahrung ent=
zieht, um sie gegen Entgeld einem fremden zu bieten. Diese natur=
widrige Härte läßt sich nur so vermeiden, daß mit der Amme auch
das Ammenkind in die Familie aufgenommen und neben dem fremden
weitergestillt wird. Dieser Ausweg, der in Ungarn neuerdings als
unerläßliche Bedingung jeder Ammenvermittlung von einem Gesetzes=
vorschlag gefordert wird, findet jedoch in den Familien selten Anklang.

Künstliche Ernährung des Säuglings.

Ist für ein Kind Frauenmilch nicht vorhanden und sind wir
genötigt, dasselbe künstlich zu ernähren, so kommt als Ersatz der
Frauenmilch Tiermilch in Frage: Kuhmilch, oder, wo sie gut und

schnell zu erhalten ist, Ziegenmilch. Ist eine frisch und sauber gemolkene Ziegenmilch in der Nähe zu haben, so wird man diese, besonders im Sommer, lieber verwenden als eine Kuhmilch, die einen langen Transport durchgemacht hat. Die Ziegenmilch hat zudem den Vorzug, daß die Ziegen tuberkulosefrei sind. Einen vollkommenen Ersatz der Frauenmilch gibt es für den Säugling nicht.

Von der Kuhmilch wird ein bestimmter Mindestgehalt an Fett verlangt, nach den Polizeivorschriften in der Regel 2,7 bis 3 % Fettgehalt. Wichtiger noch ist die Forderung, daß die Milch von gesunden Tieren stammt, daß sie sauber gewonnen und behandelt ist. Durch Herabsetzung des Fettgehaltes, durch Abrahmen oder Wasserzusatz wird der Geldbeutel des Käufers getroffen, durch hohen Keimgehalt und mangelnde Sauberkeit der Milch wird die Gesundheit des Kindes geschädigt.

Vom Kuhstall, der darauf Anspruch macht, Kindermilch zu erzeugen, verlangen wir gesunde Räume, gesunde Tiere, deren tierärztliche Überwachung und peinlichste Sauberkeit beim Melken. Die Behandlung der Milch muß mit allen Mitteln erreichen, daß von vornherein in die Milch so wenig Keime wie nur möglich hineingelangen. Wie geschieht dies? In einem schlecht beaufsichtigten Kuhstall mit kleinen Fenstern und schlechter Lüftung hat die Luft einen hohen Bakteriengehalt, die Kühe sind nicht sauber, der Melker sitzt zwischen den Kühen und melkt in den offenen Melkeimer, ohne sich vorher die Hände gewaschen zu haben. Aus der Stalluft, vom Körper der Kuh, von den Händen und der Kleidung des Melkers gelangen Bakterien in die frischgemolkene Milch. Unter solchen Umständen enthält die Milch Hunderttausende von Bakterien im Kubikzentimeter, während in gut beaufsichtigten Kuhställen eine Kindermilch gewonnen wird, die frischgemolken nicht mehr als ein paar hundert Keime enthält. Um dies Ziel zu erreichen, sind energische Anstrengungen notwendig: Es wird auf peinlichste Sauberkeit beim Melken und beim Melker geachtet, die Kühe werden täglich gewaschen, insbesondere das Euter und seine Umgebung, die Kühe werden zum Melken aus dem Stall heraus in einen besonderen Melkraum gebracht, in welchem das Melken unter Aufsicht vor sich geht. Um eine Weiterentwicklung der Bakterien zu verhüten oder sie wenigstens zu hemmen, wird die Milch auf niedrige Temperatur abgekühlt, in Kühlräumen aufbewahrt und während des Transportes kühl gehalten. So gelingt es, eine äußerst keimarme Kuhmilch dem Verbraucher zu liefern.

Nach der Ankunft der Milch im Hause ist sie sofort abzukochen in einem tadellos sauberen Milchtopf, der zu anderen Zwecken im Haushalt nicht verwendet werden darf. Bei Verwendung eines „Milchkochers" wird das Überkochen der Milch verhütet. Die Milch

braucht nicht lange zu kochen, man läßt sie ein= oder zweimal auf=
wallen. Sie bleibt in demselben Topf, in dem sie gekocht wird, zu=
gedeckt stehen, jedes Umgießen ist nach Möglichkeit zu vermeiden, da
es die Gefahr vermehrt, daß neue Keime in die Milch hineingelangen.
In dem Topf ist die Milch schnell abzukühlen, am besten mit Zuhilfe=
nahme von Eis oder in fließendem Wasser. Für die Kühlhaltung be=
währen sich die sogenannten „Kühlkisten".

In neuerer Zeit wird neben der frischen Milch sterilisierte und
pasteurisierte Milch in den Handel gebracht. Das Sterilisieren
wie das Pasteurisieren hat den Zweck, die in der Milch enthaltenen
Keime abzutöten oder zum mindesten ihre weitere Entwicklung zu
hemmen. Für die Ernährung des Säuglings ist eine keimfreie frische
Tiermilch unter allen Umständen vorzuziehen; denn das Pasteurisieren
und Sterilisieren der Milch in den Molkereien ist nur ein Notbehelf zu
dem Zweck, die Milch für längeren Bahntransport haltbar zu machen,
oder kommt da in Betracht, wo in Heimen oder Milchküchen fertige
Säuglingsnahrung für eine große Zahl von Säuglingen gemeinsam
hergestellt wird. Der Unterschied zwischen Sterilisieren und Pasteuri=
sieren besteht darin, daß bei dem ersteren Verfahren die Milch kurze
Zeit auf Siedetemperatur gebracht, während sie beim Pasteurisieren
längere Zeit auf Temperaturen zwischen 65—90° erwärmt wird.

Für die Zubereitung der Milch im Hause sind technische Ver=
besserungen ausgearbeitet worden, welche den Zweck haben, eine
nachträgliche Zersetzung der Milch durch Bakterien zu verhüten. Ein
wesentlicher Fortschritt ist an den Namen Soxhlet geknüpft. Er
empfahl, die fertig gekochte Nahrung in Fläschchen zu verteilen,
welche nur die Trinkmenge für die einzelnen Mahlzeiten enthalten
und die unmittelbar nach Beendigung des Kochens sich verschließen.
Durch den Verschluß wird ein Eindringen von Luftbakterien ver=
hütet und durch Kühlung der Einzelportionen die Weiterentwicklung
der etwa noch in der Milch enthaltenen Bakterien verhindert. Die
schnelle und gründliche Abkühlung der Nahrung nach dem Sterilisieren
und die Aufbewahrung bei kühler Temperatur ist unbedingt notwendig.

Vielfach wird für die Verabreichung von roher Milch an
Kinder Reklame gemacht, mit Hinweis darauf, daß angeblich beim
Kochen Eigenschaften der Milch verloren gehen, welche für die Er=
nährung wichtig sind. Ein Beweis für die Behauptung ist bisher
nicht erbracht, die Überlegenheit roher Milch über gekochte in der
Säuglingsernährung nicht nachgewiesen. Wenn rohe Milch ver=
wendet wird, so darf dies nur dann geschehen, wenn die Gewißheit
vorhanden ist, daß sie frei von schädlichen Bakterien, insbesondere
von Tuberkelbazillen ist; eine solche Milch kann unter einem Preise
von einer Mark nicht in den Handel gebracht werden.

Für den Säugling sind allerhand Zusätze zur Kuhmilch notwendig: Schleim, Mehlabkochungen, Zucker- oder Malzlösungen. Wir lassen im allgemeinen Milch und Zusätze in getrennten Gefäßen gekühlt aufbewahren und erst vor jeder Mahlzeit nach Vorschrift mischen.

Flasche und Saughütchen sollen so beschaffen sein, daß sie möglichst leicht zu reinigen sind. Sorgfältig ist darauf zu achten, daß das Antrocknen von Milchresten verhütet wird. Zu diesem Zweck sind die Flaschen sofort nach dem Austrinken zu reinigen, oder, wenn dazu die Zeit fehlt, mit Wasser zu füllen. Die Saughütchen werden nach dem Gebrauch innen und außen gesäubert. Saugflaschen mit Einteilung nach Grammen verdienen vor anderen den Vorzug.

Die Zusammensetzung der Säuglingsnahrung richtet sich nach dem Alter und Entwicklungszustand des Kindes. Dem neugeborenen Kind geben wir, nachdem es die ersten 24 Stunden keine Nahrung erhalten hat, vom zweiten Tage an die Milch mit zwei Teilen abgekochten Wassers verdünnt. Erst nach Verlauf von wenigen Tagen lassen wir Zucker und von der dritten Lebenswoche an Schleim an Stelle des abgekochten Wassers zusetzen. Etwa vom zweiten Monat an erhält das gesunde Kind ½ Milch, ½ Haferschleim mit Zucker (Milchzucker und Kochzucker gemischt!) Die Zahl der Mahlzeiten beträgt nicht über 5, die Nahrungsmenge am Ende des ersten Monats etwa 500 g, am Ende des zweiten etwa 700 g. Die Milchmenge für den Tag soll $^1/_{10}$ des Körpergewichtes, die Gesamtflüssigkeitsmenge auch am Ende des ersten Lebensjahres einen Liter nicht überschreiten.

Der Übergang zu Grieß- und Zwiebackbrei, Gemüse und Obst erfolgt ungefähr zu denselben Zeiten und in der gleichen Weise wie wir es beim Abstillen des Brustkindes angeführt haben.

Die künstliche Ernährung eines Säuglings vom ersten Lebenstage ab stellt an die Zuverlässigkeit und Sauberkeit der Pflege größte Anforderungen und birgt so viele Gefahren in sich, daß es zweckmäßig ist, die Leitung der Ernährung einem erfahrenen Arzt zu übergeben, dessen Aufgabe es ist, die Zusammensetzung der Nahrung dem jeweiligen Entwicklungs- und Gesundheitszustand des Kindes anzupassen, um Erkrankungen zu verhüten.

Ernährungsfehler.

Bei natürlicher wie künstlicher Ernährung werden Fehler begangen, die zu Störungen führen. Das Brustkind ist insofern im Vorteil, als unter sonst gleichen Verhältnissen die Störungen leichter verlaufen und leichter zu beseitigen sind. Da die schädlichen Folgen nicht so kraß in Erscheinung treten als beim Flaschenkinde, so werden die Störungen des Brustkindes von den Müttern meist unterschätzt, und das ist falsch. Der häufigste Fehler, der gemacht wird, ist der, daß die Brustkinder überernährt werden, sei es, daß sie zu oft angelegt werden, sei es, daß der Milchreichtum der Brust zu groß ist, daß das Kind bei der einzelnen Mahlzeit zu viel trinkt. Der erstere Fehler ist leicht zu vermeiden, wenn sich die Stillende an die Vorschrift hält, dem Kind nicht öfter als fünfmal am Tage die Brust zu geben, der zweite läßt sich nur dann mit Sicherheit feststellen, wenn hin und wieder — vielleicht wöchentlich einmal — durch Wägen des Kindes vor und nach jeder Mahlzeit die aufgenommene Nahrungsmenge bestimmt wird. Auf die Überernährung wird die Mutter meist erst dann aufmerksam, wenn Erbrechen oder Durchfall sie zur Vorsicht mahnen.

Unterernährung beim Brustkind kommt in den ersten Lebenstagen vor, wenn die Milchabsonderung langsam in Gang kommt, und in späteren Zeiten, wenn die Milchmenge der Mutter für den Bedarf des Kindes nicht mehr ausreicht. Im ersteren Falle handelt es sich um eine vorübergehende Störung, die schnell beseitigt ist, sobald die Milch bei der Mutter einschießt und die Milchbildung in Gang kommt. Nur eins ist zu fordern, daß nämlich das Kind regelmäßig an die Brust angelegt wird, und eins ist zu vermeiden, nämlich das, daß dem Kind aus Furcht, es könnte hungern, die Flasche gegeben wird. Im zweiten Falle, wenn die Milchmenge der Mutter für das Kind nicht mehr ausreicht, kommt Zwiemilchernährung oder Abstillen in Frage.

Die Krankheitserscheinungen sind auch beim Brustkind nicht leicht zu beurteilen; es empfiehlt sich dringend, in jedem Falle, wenn irgendwelche Symptome, wie Erbrechen oder Durchfall auftreten, oder wenn das Kind unruhig oder blaß wird, oder wenn die Gewichtszunahmen ausbleiben, den Arzt zu Rate zu ziehen.

Die Gefahr ist größer, wenn bei künstlicher Ernährung des Säuglings Fehler gemacht werden, und leider ist die Gelegenheit dazu häufiger. Während von der Natur in der Frauenmilch eine Nahrung geboten wird, an der der Mensch nichts zu ändern hat, hängt die Wahl der künstlichen Nahrung vom Willen der Mutter ab und wird, je nachdem, ob die Mutter verständig oder erfahren ist oder nicht, ob sie sachverständigen Rat nachsucht oder nicht, zweckmäßig oder unzweckmäßig sein. Das künstlich genährte Kind ist nicht nur den Gefahren einer Über- oder Unterernährung ausgesetzt, sondern auch den Schädigungen, welche durch eine falsch zusammengesetzte oder einseitige oder durch Bakterienwirkung veränderte Nahrung hervorgerufen wird. Die Kuhmilch kann zu stark oder zu wenig verdünnt sein, die Nahrung kann zu viel oder zu wenig an Eiweiß,

Fett, Zucker oder Salzen enthalten. Ein kleiner Mißgriff in der Wahl der Nahrung braucht zunächst keine Störung beim Kinde zu veranlassen, er wird aber bei längerer Dauer nicht ohne Einfluß auf das Gedeihen desselben sein. Grobe Fehler führen bald zu Störungen, die einer aufmerksamen Beobachtung kaum entgehen. Alle Extreme in der Ernährung sind zu vermeiden, außer wenn der Arzt sie vorschreibt. Die Nahrung soll weder ein Übermaß an Fett noch an Zucker enthalten und darf nicht einseitig sein. Nur zu oft wird der Fehler gemacht, daß einem Kinde Tage hindurch mit Wasser gekochte Mehlsuppe oder Schleim verabreicht wird. Das ist unter allen Umständen falsch. Eine ausschließliche Ernährung mit Mehlsuppe oder Schleim ohne jede Milch, längere Zeit fortgesetzt, setzt das gesunde wie das kranke Kind ernsten Gefahren aus.

Die Wahl der künstlichen Nahrung ist eine Kunst, welche große Erfahrung voraussetzt. Die konstitutionelle Anlage des Kindes, seine Vorgeschichte, sein jeweiliger Gesundheitszustand sind dabei eingehend zu berücksichtigen. Darum ist die Wahl insbesondere dann, wenn Störungen eintreten, einem erfahrenen Arzte zu überlassen.

Schwer ernährbare Kinder.

Es gibt Kinder, die an der Brust nicht recht gedeihen wollen, nicht befriedigend zunehmen und hin und wieder, ohne daß ein Fehler in der Ernährung gemacht wäre, wässerige und häufige Stuhlentleerungen haben. Der Laie ist geneigt, diese Störungen auf eine falsche Zusammensetzung oder auf Veränderungen der Frauenmilch zurückzuführen und diese mit Diätfehlern der Stillenden in Zusammenhang zu bringen. Das ist ein Irrtum; tatsächlich liegt die Schuld nicht an der Nahrung, sondern am Kinde. Wenn wir diese Kinder, welche schon bei der natürlichen, noch mehr bei der künstlichen Ernährung Schwierigkeiten machen, länger beobachten, so sehen wir verschiedene Krankheitszeichen auftreten, die auf konstitutionelle Anomalien hinweisen. Die Kinder haben eine empfindliche Haut, werden leicht wund, haben Milchschorf auf den Wangen und am Kopf, neigen zu Schnupfen, Rachenkatarrhen und sonstigen Erkrankungen der Luftwege, zeigen schon bei geringfügigen Störungen Fiebertemperatur usw. Diese Kinder mit sogenannter exsudativer Diathese sind es, bei denen Zwiemilchernährung und frühzeitiges Abstillen häufig bessere Erfolge erzielen als ausschließliche Ernährung an der Brust.

Eine andere Konstitutionsanomalie kennzeichnet sich dadurch, daß die Kinder eine abnorme Neigung zu Fettansatz zeigen, und daß auch durch starke Einschränkung der Nahrungsmenge eine übermäßige Gewichtszunahme kaum zu verhindern ist. Wieder andere Kinder bleiben trotz einer an Menge und Beschaffenheit ausreichenden Kost in Wachstum und Entwicklung zurück.

In allen derartigen Fällen soll die Wahl der Nahrung unbedingt dem Arzte überlassen bleiben.

Ernährungsstörungen.

Setzen die Störungen langsam und allmählich ein, so entgehen sie oft lange Zeit hindurch der Beobachtung des Laien, so daß die Fehler zu spät abgestellt werden, während bei eintretendem Durchfall oder Erbrechen die Mutter sich meist schnell entschließt, einen Arzt zu Rate zu ziehen. Über die Behandlung der Ernährungsstörungen an dieser Stelle zu sprechen, wäre verfehlt; nur soviel ist hervorzuheben, daß die Mutter kaum jemals einen Fehler macht, wenn sie bei akuten Krankheitserscheinungen, ehe noch der Arzt zur Stelle ist, die Nahrung aussetzt.

Aufgabe einer geschulten Pflege ist es, die ersten Anzeichen einer Ernährungsstörung bereits zu erkennen und rechtzeitig vorzubeugen. Leicht erkrankt das Kind, schwer wird es geheilt; schnell erfolgt die Gewichtsabnahme, langsam der Anstieg. Besteht einmal eine Störung, so vergehen Wochen, bis das Kind wieder hergestellt ist; denn die Ernährungsstörung ist nicht damit beseitigt, daß die sichtbaren Krankheitserscheinungen, wie Erbrechen, Durchfall verschwinden, sondern es kommt darauf an, daß eine wirkliche Heilung erzielt, daß das Kind tatsächlich wieder gesund wird. Im Interesse eines gesunden Nachwuchses ist auf die rechtzeitige Verhütung von Erkrankungen der größte Wert zu legen; sie ist die wichtigste Aufgabe der Kinderpflege.

Ernährung älterer Kinder.

Im neunten Monat besteht die Nahrung des Säuglings aus ½ Liter Kuhmilch, Gemüse, Grieß- oder Zwiebackbrei und Obst. Die Nahrung ändert sich bis zum Ende des zweiten Lebensjahres nur wenig, abgesehen davon, daß das Kind größere Mengen von Gemüse, Brei und Obst aufnimmt. Manche Kinder stellen sich ohne Zwang auf vier Mahlzeiten ein. Wenn aber auch fünf Mahlzeiten beibehalten werden, so sind diese zweckmäßig so einzurichten, daß drei von ihnen als Hauptmahlzeiten und zwei als Zwischenmahlzeiten zu gelten haben. Ein Kind von 1½ Jahren erhält zur ersten Mahlzeit ¼ Liter Milch, dazu 2—4 Zwieback, zur zweiten Mahlzeit Obst mit Butterbrot oder Butterbrot mit Honig oder Weißkäse, zur dritten Mahlzeit Gemüse mit Kartoffeln, die vierte Mahlzeit wie die zweite, zur fünften Mahlzeit Grieß- oder Zwiebackbrei mit ¼ Liter Milch, nach Bedarf Butterbrot oder Zwieback.

Vom Ende des zweiten Lebensjahres an wird der Kost Fleisch zugelegt, und zwar fangen wir mit kleinen Quantitäten geschabten oder stark zerkleinerten Fleisches an und lassen das Fleisch mit dem Gemüse zur Mittagsmahlzeit reichen. Selbstverständlich sind stark gewürzte oder fette Saucen bei der Zubereitung des Fleisches fürs Kind zu vermeiden. Die Kinder brauchen nicht nur weißes Fleisch zu erhalten, sondern können jedes Fleisch und in jeder Zubereitung: gedünstet, gebraten und gekocht bekommen. Manche Kinder werden mit Eiern überfüttert, es ist nichts dagegen einzuwenden, wenn ein Kind von drei Jahren zwei- oder dreimal wöchentlich ein gekochtes Ei ißt, oder wenn hin und wieder Eier zur Zubereitung von Mehlspeisen verwendet werden; es ist aber unnötig, für manche Kinder sogar schädlich, wenn das Kind Tag für Tag ein oder sogar zwei Eier erhält.

Vom vierten Jahre an nähert sich die Kost der Kinder immer mehr der der Erwachsenen, man wird nur insofern eine Auswahl treffen, als übermäßig fette oder saure Speisen vermieden werden. Auch während der Schulzeit empfiehlt sich die Innehaltung der drei Hauptmahlzeiten, so daß das Kind frühmorgens vor der Schule eine reichliche warme Mahlzeit erhält, mittags und abends den Tisch der Erwachsenen und zum Frühstück und Vesper nur ein einfaches Butterbrot, am besten mit Obst, bekommt.

Man sollte nicht versäumen auch zu der Zeit, in welcher für das Kind die Speisen noch gesondert gekocht werden, ihm in seinem Speisezettel möglichste Abwechslung zu bieten, zumal die Breikost auf die Dauer recht langweilig wird.

Was das Trinken der Kinder anbelangt, so ist zum Durstlöschen gutes einwandfreies Wasser, vielleicht mit Fruchtsaft — nicht Milch — zu empfehlen. Zu den Mahlzeiten erhalten die Kinder in der Regel soviel Flüssigkeit, daß ein Getränk kaum in Frage kommt. Manche Kinder zeigen eine auffallende Neigung, Wasser in großen Mengen zu trinken, das ist ihnen zu verbieten. Der Wasserhahn darf nicht zur freien Verfügung des Kindes stehen. Alkoholartige Getränke irgendwelcher Art sind strengstens zu vermeiden.

Kochvorschriften für Kinder jenseits des ersten Lebensjahres[1]).
Suppen.

1. Beeftea.

Man schneidet 250 g rohes, fettfreies Rindfleisch in kleine Würfel und tut sie in eine saubere halbe Sektflasche oder Weckkruse, ohne das geringste von Wasser oder anderer Flüssigkeit zuzusetzen. Die Flasche oder Kruse wird gut verschlossen,

---

[1]) Weitere Kochvorschriften, die besonders für Säuglinge gelten, finden sich auf Seite 95.

im Wasserbade kalt zugesetzt und 3—4 Stunden dauernd im Kochen erhalten. (Zum Auffüllen des Wasserbades darf nur heißes Wasser verwendet werden.) Danach preßt man die Fleischstücke durch ein reines, ausgekochtes Leintuch aus und setzt dem Saft, von dem man etwa ein kleines Weinglas voll erhält, eine kleine Messerspitze Salz zu. Der Saft, der leicht verdirbt und daher auf Eis zu halten ist, wird teelöffelweise kalt gereicht oder anderen Speisen zugefügt. Das zurückgebliebene Fleisch ist ungenießbar.

2. Fleischbrühe.

250 g fettfreies Rindfleisch oder Kalbfleisch wird in kleine Stücke zerschnitten, mit 125 g Knochen (die Gelenkenden sind am besten dazu geeignet), mit etwas Wurzelwerk (Mohrrübe, etwas Petersilienwurzel, eventuell ein Stückchen Kohlrabi) und 1½ Liter kaltem Wasser und 3 g Salz aufgesetzt, sodann langsam zum Kochen gebracht und zwei Stunden gut zugedeckt so im Kochen erhalten, daß nach dieser Zeit ¼ Liter Fleischbrühe resultiert. Alsdann wird die Fleischbrühe durch ein feines Haarsieb gegossen und 10 Minuten stehen gelassen. Endlich wird das Fett mit flachem Löffel abgeschöpft.

Diese ziemlich kräftige Brühe kann nach Belieben verdünnt werden.

3. Geflügel-Brühe.

Eine halbe alte Taube oder das Viertel eines Suppenhuhnes wird durch die Fleischhackmaschine getrieben, die Masse mit etwas Wurzelwerk und ½ Liter kaltem Wasser zugesetzt und langsam zum Kochen gebracht. Nach ½ Stunde wird ½ Liter gute Rindfleischbrühe zugefügt und das Ganze im Kochen erhalten, bis es auf etwa ½ Liter Flüssigkeit eingeengt ist.

4. Kalbsmilchsuppe. (Nach Kieslinger und Wirth.)

Eine halbe Kalbsmilch wird in leicht gesalzenem Wasser ½ Stunde gekocht, klein gehackt, durch ein Sieb getrieben und der Brei in klare Fleischbrühe eingerührt.

5. Tomatensuppe.

Man setzt ein Pfund Tomaten an und gießt so viel kaltes Wasser hinzu, daß sie gerade bedeckt sind. Dann läßt man die Tomaten langsam möglichst weich schmoren, passiert sie durch ein mittelfeines Sieb samt dem Wasser, mit dem sie gekocht sind. In einem anderen Topfe läßt man Butter zergehen, gibt 2 Stücke Zucker zu, fügt dann nach und nach das Durchpassierte und später nach Geschmack oder Bedarf Salz und Fleischbrühe hinzu.

6. Grünkernsuppe.

Ein gehäufter Eßlöffel Grünkern wird am Abend vorher in 1 Liter kaltem Wasser eingeweicht, am nächsten Tage mit dem gleichen Wasser etwa 3 Stunden über langsamem Feuer gekocht, bis es fast eingedampft ist. Die Masse wird durch ein Haarsieb durchpassiert und mit Fleischbrühe versetzt.

7. Apfelsuppe.

250 g Äpfel werden gewaschen, in Stücke geschnitten und mit ¼ Liter Wasser, 30 g Zucker und etwas Zitronenschale ½—¾ Stunde gedünstet. Die Suppe wird durch ein Haarsieb gestrichen und nötigenfalls eine kleine Prise Salz darangegeben.

Gemüse[1]).

8. Spinat.

½ Pfund junger Spinat wird in kaltem Wasser gewaschen, dann mit ½ Liter kaltem Wasser und einer kleinen Prise Salz zugesetzt und 20—30 Minuten gekocht.

---

[1]) Ein Teil der Vorschriften für Gemüse stammt von Schloßmann und Sommerfeld.

Junge Blätter werden rascher weich als alte. Ist der Spinat vollkommen weich, so wird er ganz fein gewiegt, und während dieser Zeit wird das Wasser, in dem er gekocht ist, nochmals zum Feuer gesetzt und möglichst eingekocht. In dieses eingekochte Wasser gibt man den Spinat hinein und setzt kurz vor dem Anrichten eine Wenigkeit Butter zu.

9. Karotten.

180 g Karotten (ohne das Grün) werden in kaltem Wasser gut gewaschen, abgeschabt, in Scheiben geschnitten und in ¼ Liter kochendem Wasser mit 2 g Salz angesetzt und ¾ Stunden langsam gekocht. Das Wasser wird abgegossen und auf ein kleines Volumen eingekocht, sodann 2 g Butter und 1 g Zucker zugefügt und hiermit die Karotten durch ein Haarsieb durchpassiert.

Auch kann man die Karotten statt in Wasser in Milch kochen, dann bleibt der Butterzusatz fort.

10. Junge Kohlrabi.

2 Stück junge Kohlrabi werden gewaschen und geschält. Die zarten grünen Blätter werden abgepflückt und zurückgelegt. Die Kohlrabi werden in Scheiben geschnitten, in ¼ Liter kochendem Wasser mit 2 g Salz angesetzt und ¼ Stunde langsam gekocht. Das Wasser wird abgegossen und eingeengt, sodann 3 g Butter hinzugefügt.

Die abgepflückten zarten Blätter werden in einem anderen Topfe in etwas Salzwasser 5 Minuten weichgekocht; das Wasser wird ausgedrückt und zu dem Kohlrabiwasser zugefügt. Die Blätter werden feingehackt und dem Kohlrabiwasser beigefügt, dieses über die Kohlrabi gegossen und nochmals alles zusammen 5 Minuten zum Ziehen in den Ofen gestellt. Man kann das Gemüse sodann, wenn erforderlich, noch durch das Haarsieb streichen.

11. Kartoffelmus.

250 g mehlige Kartoffeln werden gut gereinigt, geschält und in Salzwasser (3 g auf ½ Liter Wasser) weich gekocht (½ Stunde). Man gießt das Wasser ab und läßt die Kartoffen noch etwas im Ofen abdünsten. Sodann streicht man sie durch ein Haarsieb und verrührt den Brei mit 3 g Butter recht ordentlich. Sodann fügt man ⅛ Liter Milch hinzu und rührt alles gut durcheinander.

Milch= und Mehlspeisen.

12. Grießbrei.

10 g feiner Grieß werden langsam unter Umrühren in ¼ Liter warme Milch gebracht und unter beständigem Umrühren und Zusatz von 1 g Salz und 5 g Zucker in 15 Minuten weichgekocht.

Genau so wird ein Reismehlbrei (Reismehl 15 g) oder ein Hafermehlbrei (Hafermehl 15 g) zubereitet.

13. Milchreis.

Mit ⅓ Liter kochender Milch werden 50 g reingewaschener Reis und 1 Eßlöffel Zucker vermengt und bei öfterem Umwenden langsam gar gekocht (ungefähr 1 Stunde).

14. Apfelreis.

½ Pfund Äpfel werden geschält, ausgekernt, geschnitten, mit Zucker, Zitronenschale und möglichst wenig Wasser schnell weich geschmort.

100 g Reis werden mit ¼ Liter Wasser ausgequollen, 20 Minuten gekocht und dann mit Äpfeln gemischt.

15. Apfelreis gebacken. (Nach Schloßmann und Sommerfeld.)

70 g Reis werden in ¼ Liter kochende Milch hineingeschüttet und langsam in 1 Stunde weichgekocht. ¼ Pfund Äpfel werden geschält, in Scheiben geschnitten, mit möglichst wenig Wasser, einem Eßlöffel Zucker und 2 g Butter (am besten im Wasserbade) weich gedünstet. Wenn alles erkaltet ist, wird zu dem Reis 1 Ei, 2 g Butter und 1 Eßlöffel Zucker hinzugefügt, 1 Teelöffel Zitronensaft und eine Spur geriebener Zitronenschale und 2 g Salz beigegeben und alles nochmals gut verrührt. Eine irdene Form wird leicht mit Butter ausgestrichen, unten eine Schicht der Reismischung hineingelegt, sodann die Äpfel und alsdann wieder der Rest der Reismischung. Man läßt das Ganze sodann ½ Stunde in der Ofenröhre backen.

16. Milchreis mit Schneehaube.

75 g Reis werden gewaschen, abgeseiht, in ¼ Liter kochende Vollmilch eingerührt und zugedeckt, am besten im Wasserbade, langsam nicht zu weich gedünstet; dann gibt man etwas Zitronenschale, ½ Zitrone oder Apfelsine sowie 1 Eßlöffel Zucker zu und vermengt es gut.

Auf einer flachen Porzellanschale oder auf einem Teller richtet man Kompott (ohne Saft) oder besser frisches Obst (Birnen, Apfelsinen, Äpfel, Ananasstücke) her, schichtet darüber den Reis und über diesen den steifgeschlagenen Schnee von 2 Eiweiß, gibt feinen Staubzucker über den Schneeberg und stellt die Speise so lange in die mäßig heiße Röhre, bis der Schnee eine hellbraune Farbe angenommen hat.

17. Apfelsinenreis.

Man läßt 50 g Reis in ⅛ Liter Wasser quellen, gibt den Saft von 1 bis 2 Apfelsinen, 1 Prise Salz sowie 2 Blatt weiße Gelatine gelöst hinzu. In einer großen Schale richtet man die geschnittenen Apfelsinenscheiben (von einer Apfelsine) mit 10 g Zucker her, füllt die vorher genannte Masse auf und stürzt das Ganze nach dem Erstarren.

18. Quark oder TopfenAuflauf. (Nach Kieslinger und Wirth.)

40 g Butter werden fein abgetrieben, dann nach und nach 100 g gänzlich trocken ausgepreßter Topfen und 3 Eidotter, jedes einzeln gut verrührt, dazu getan, sowie 60 g fein gestoßener Zucker, etwas kleingeschnittene Zitronenschale und 1 Löffel voll gesiebter Semmelbrösel. Ist alles dieses ½ Stunde lang gut fein glatt gerührt, so wird der steif geschlagene Schnee von 3 Eiweiß leicht hineingerührt, die Masse in eine gut mit Butter bestrichene und mit Semmelbröseln ausgestreute Porzellanschüssel gefüllt und in der Röhre gebacken. Ist der Auflauf fertig gebacken, so wird er oben mit Zucker bestreut und in der Form aufgetragen.

19. Auflauf von Haferflocken.

4 Eßlöffel voll Haferflocken werden in ¼ Liter Milch zu einem Brei eingekocht und kaltgestellt. Dann treibt man 40 g Butter mit 1½ Löffel Zucker und 2 Eidottern ab, rührt den Haferflockenbrei und den steifen Schnee der beiden Eiweiß zu und läßt den Auflauf in einer mit Butter gestrichenen, mit Mehl bestreuten Form ½ Stunde backen.

20. Mehlauflauf.

30 g Mehl rührt man in einem kleinen Weinglas voll Milch glatt, gibt dazu 25 g süße Butter, kocht davon unter beständigem Umrühren einen dicken Mehlbrei und läßt ihn darauf abkühlen. Nun rührt man nach und nach 2 Eidotter hinzu, würzt den Abtrieb mit Zucker und eventuell etwas Zitronenschale oder Apfelsinenschale und zieht sodann den steifen Schnee von 2 Eiweiß langsam in die Masse ein.

Man bäckt den Auflauf in einer gut mit Butter ausgestrichenen mittelgroßen Schüssel oder kleinen Backform und gibt ihn mit Zucker bestreut (eventuell mit Fruchtsaft als Beigabe) zu Tisch.

21. Kindsmus-Auflauf.

Man rühre 1½ Löffel feines Mehl mit ein paar Löffeln kalter Milch in einer Kasserolle zu einem feinen Teig, verdünne ihn mit ¼ Liter Milch, gebe 30 g Butter hinzu und koche es unter beständigem Rühren zu einem dicken Kindsmus; dann gibt man es in eine Schüssel und läßt es erkalten. 80 g fein gestoßener Zucker und die abgeriebene Schale von ¼ Zitrone werden mit 2 Eidottern schaumig gerührt, alsdann das erkaltete Kindsmus darunter gegeben, und alsdann wird der steif geschlagene Schnee der beiden Eiweiß leicht darunter gehoben.

Die Masse wird in einer mit Butter leicht ausgestrichenen Form bei mäßiger Hitze ¾ Stunden gebacken.

22. Sago-Auflauf.

Man kocht in ½ Liter Milch 50 g rein gewaschenen weißen Sago, während man ihn öfters umrührt, um das Anbrennen zu verhüten. Nachdem er weichgekocht ist, gibt man ihn in eine Schüssel und läßt ihn erkalten. Hierauf gibt man 40 g Butter hinzu und rührt das Ganze schaumig, schlägt zwei Eidotter — eins nach dem anderen — hinein, gibt Zucker nach Belieben hinzu und zum Schlusse den steifen Schnee der beiden Eiweiß. Die Masse wird in einer mit Butter gut ausgestrichenen Form bei mäßiger Hitze ¾ Stunden gebacken oder nach Belieben im Dunste gesotten.

23. Grieß-Auflauf. (Nach Schloßmann und Sommerfeld).

30 g Grieß werden in ⅛ Liter kochende Milch, in der man 1½ Eßlöffel Zucker und 1 g Salz gelöst hat, eingebracht und 10 Minuten unter Umrühren gekocht. Man läßt den Grieß sodann kalt werden. Man rührt nun ein Eigelb und 2 g Butter und eine Spur fein zerriebener Zitronenschale darunter. Das Eiweiß von einem Ei wird geschlagen und unter die Masse gemischt. Eine irdene Form wird mit Butter ausgestrichen, die Masse hineingebracht und 15 Minuten in dem Ofen langsam gebacken.

24. Zitronen-Auflauf. (Nach Schloßmann und Sommerfeld).

Zwei Eigelb und 5 g Zucker werden 10 Minuten schaumig gerührt, die Schale von ¼ Zitrone fein gerieben und der Saft von einer halben Zitrone zugefügt und nochmals 10 Minuten immer nach einer Seite verrührt; zuletzt wird ein Teelöffel Weizenmehl hinzugegeben. Das Eiweiß von zwei Eiern wird geschlagen und leicht unter die Masse verrührt. Eine irdene Form wird leicht mit Butter ausgestrichen, die Masse zugegeben und zehn Minuten in der Ofenröhre gebacken.

Weder die Masse noch der Auflauf verträgt langes Stehen.

25. Apfel-Auflauf.

1 Pfund Äpfel werden geschält, geschnitten und mit 20 g Zucker in einer Porzellanform gelegt; dann rührt man einen Brei aus 30 g Butter, 30 g Zucker, 2 Eigelb, 30 g Mehl, ⅛ Liter Milch und Schnee von 2 Eiweiß, füllt diesen Brei über die Äpfel und bäckt den Auflauf 1 Stunde.

26. Ungarischer Pudding.

30 g Butter, 30 g feingestoßener Zucker und 30 g Mehl werden auf dem Nudelbrett zu einem Ballen geformt. Dann läßt man ⅛ Liter Milch siedend werden, gibt den Ballen hinein und kocht ihn unter ständigem Rühren zu einem dicken Mus; dieses gibt man in eine Schüssel und läßt es erkalten. Hierauf rührt man 2 Ei-

dotter nacheinander daran, gibt die abgeriebene Schale von ¼ Zitrone hinzu und noch 30 g Zucker und hebt dann den Schnee der beiden Eiweiß darunter. Eine Dunstform wird mit Butter bestrichen, ausgebröselt, die Masse hineingefüllt, gut geschlossen und 1 Stunde gesotten.

27. Semmel-Pudding.

2 abgerindete Semmeln legt man in kalte Milch, erweicht sie und drückt sie wieder aus. 25 g Butter rührt man schaumig, treibt dann 3 Eidotter mit dem Semmelbrei dazu, 40 g Staubzucker sowie 20 g Sultaninen. Die Masse wird noch mit einer Prise Salz gewürzt, der steife Schnee von den verwendeten Eiern in die Masse eingeschlagen und nach Geschmack Zitronenwürze zugegeben, der Pudding im Dunste gekocht.

Zweiter Teil

Die Pflege des Kindes in ihren Einzelheiten.

Von Professor Dr. med. **W. Birk,**
Oberarzt am Heinrich Kinder-Hospital in Kiel.

In den meisten Familien richtet man sich hinsichtlich der Pflege und Ernährung eines Kindes zunächst nach den Vorschlägen der Hebamme. Diese ist von alters her die berufene Beraterin der jungen Mutter. Sie ist nicht nur verpflichtet, nach stattgehabter Entbindung noch weitere zwei Stunden bei ihr zu verweilen, sondern sie muß auch — gemäß den Vorschriften des Hebammenlehrbuches — während der folgenden acht Tage täglich zweimal und an den nächsten zwei Tagen noch einmal die Wöchnerin besuchen. Sie trägt während dieser Zeit eine gewisse Verantwortung für das Kind, und daher ist es nur recht und billig, wenn man ihr die Anordnungen über das, was mit dem Kinde zunächst geschehen soll, überläßt.

Indessen wird es immer mehr Sitte, daß im Privathaus — sofern nicht ein Arzt bestimmt, was mit dem Kinde geschehen soll — eine besondere Pflegerin diese Aufgabe der Hebamme übernimmt. Ähnlich ist es im Krankenhaus, wo die Säuglinge auch nicht mehr beliebigen Schwestern anvertraut werden, sondern nur solchen, die eine besondere Ausbildung in der Säuglingspflege erhalten haben.

A. Bei gesunden Kindern.

I. Die Pflege des neugeborenen Kindes.

In allen Fällen, in denen eine Pflegerin oder Schwester die Obhut eines neugeborenen Kindes übernimmt, hat sie sich zunächst zu vergewissern, ob es nicht mit irgendwelchen Mißbildungen behaftet ist. Solche Mißbildungen sind z. B. Hasenscharten, Wolfsrachen, Klumpfüße u. dgl. Außerdem ist es nötig, daß sie nachsieht, ob Harnröhrenmündung und After vorhanden und normal beschaffen sind.

Die nächste Frage, die sich erhebt, ist die, ob es sich um ein ausgetragenes Kind handelt oder um ein frühgeborenes. Die Merkmale des reifen Kindes sind folgende: Es ist etwa 50 cm lang und gegen 3250 g schwer. Knaben sind gewöhnlich etwas schwerer als Mädchen. Die Schädelknochen sind fest, die Nähte eng. Der

Schädelumfang beträgt etwa 34 cm. Das Kind schreit laut und bewegt kräftig die Glieder. Ohr- und Nasenknorpel fühlen sich hart an. Die Kopfhaare sind 3 cm lang, die Haut ist hochrot gefärbt. Die Fingernägel überragen die Fingerkuppe. — Außerdem gehört zum Begriff des normalen neugeborenen Kindes, daß es von gesunden Eltern stammt und imstande ist, seine Körperwärme auf etwa 37° C zu erhalten.

Neugeborene Kinder weisen noch bestimmte Eigentümlichkeiten auf, die man bei älteren Kindern nicht mehr findet, die aber nicht als Mißbildungen anzusehen sind. Dazu gehört die Kopfgeschwulst, eine weiche, durch einen Bluterguß bedingte Anschwellung auf der einen Seite des Schädels, die nach einigen Tagen von selbst verschwindet. Ferner ist der Körper des Neugeborenen, besonders die Schultergegend, mit feinen Wollhärchen (Lanugo) bedeckt. Bei den meisten Kindern tritt in den ersten Tagen nach der Geburt die Gelbsucht der Neugeborenen (Icterus) auf. Mit dem Abblassen derselben kommt es bei vielen zu einem Abschuppen der obersten Hautschichten, namentlich an der Brust, am Hals, an den Handtellern und Fußsohlen. Auffallend ist die Farbe des Stuhlganges der Neugeborenen, sie entleeren innerhalb der ersten 3—4 Tage das sogenannte Kindspech (Meconium), eine erst schwarzgrüne, später dunkelbraune, teerartige Masse, die sich aus verschlucktem Fruchtwasser und den darin befindlichen ausgefallenen Haaren, abgeschilferter Haut u. dgl. zusammensetzt. Häufig beobachtet man, selbst bei gesunden Neugeborenen, daß in den ersten Stunden und Tagen nach der Geburt ein Erbrechen von spärlichen, schwärzlich gefärbten Massen (verschlucktem Fruchtwasser) eintritt. Gelegentlich findet sich bei Mädchen auch ein Ausfluß aus der Scheide, der sogar leicht blutig gefärbt sein kann. Der Harn ist in den ersten Tagen spärlich und hinterläßt öfters rötliche Flecken in der Windel.

All dieses ist bis zu einem gewissen Grade normal; aber man muß daran denken, daß es sich bei einer stärkeren Hautentzündung, die bis zur Blasenbildung geht, auch um Erbsyphilis oder um „Schälblasen" (Pemphigus) handeln kann, und daß es ferner eine Krankheit bei Neugeborenen gibt, die mit blutigem Erbrechen und Blutungen aus allen möglichen Körperteilen, auch aus den Geschlechtsorganen, einhergeht, die sehr gefährlich ist und des sofortigen ärztlichen Eingreifens bedarf (Melaena).

Bei vielen neugeborenen Kindern tritt eine Anschwellung der Brüste und Absonderung einer milchähnlichen Flüssigkeit, der Hexenmilch, auf. Es handelt sich hierbei um einen natürlichen Vorgang, der sich bei Knaben sowohl wie bei Mädchen findet (vgl. S. 60). Die Brüste schwellen von selbst wieder ab, so daß man nichts dagegen zu tun braucht. Nur hin und wieder kommt es durch Drücken und Betasten der Brüste, auch durch das Reiben der frischen Wäsche zur Entzündung. Die Behandlung derselben ist Sache des Arztes.

Von anderen Krankheiten der Neugeborenen erwähnen wir nur noch die Augenentzündung (Blennorrhoe). Diese war früher die Ursache, daß eine große Anzahl der Kinder erblindete. Sie kommt zustande, wenn die Mutter des Kindes an ansteckendem Ausfluß (Tripper) leidet, und das Kind von dem Eiter der Mutter angesteckt wird. Die Erkrankungen an dieser Augenentzündung sind in der Jetztzeit viel geringer geworden, seitdem es gesetzlich vorgeschrieben ist, daß dem neugeborenen Kinde ein Tropfen Höllensteinlösung in jedes Auge eingeträufelt werden muß.

Eines besonderen Hinweises bedarf noch der Nabel des neu= geborenen Kindes.

Vom Nabel aus hängt das Kind bis zur Geburt mit seiner Mutter zusammen. Es lebt bis dahin in der Gebärmutter, umgeben von dem schon erwähnten „Frucht= wasser". Seine Ernährung geht den Weg über den Nabel. Von ihm aus führt ein etwa ½ m langer, fingerdicker, gedrehter Strang zu einem schwammigen, blut= reichen Organ, dem Mutterkuchen, der an einer Wand der Gebärmutter sitzt. In der Nabelschnur verlaufen drei Blutgefäße. In einem derselben strömt aus dem Mutterkuchen frisches, sauerstoffreiches Blut zum Kinde hin, während in den zwei anderen das verbrauchte Blut vom Kinde weg wieder zum Mutterkuchen zurück= fließt, um dort erneuert zu werden.

Mit der Geburt erlischt die Bestimmung des Mutterkuchens wie auch der Nabelschnur: denn den Sauerstoff nimmt das Kind nunmehr unmittelbar aus der Luft durch seine Lungen auf, und was es sonst zum Leben braucht, wird ihm in der Nahrung zugeführt. Die Verbindung mit der Mutter ist also überflüssig geworden und kann gelöst werden. Das geschieht so, daß die Hebamme die Nabelschnur etwa handbreit vom Leib des Kindes entfernt an zwei Stellen mit einem Bändchen abbindet und sie zwischen den beiden Knoten durchschneidet. Das zum Mutterkuchen führende Ende wird mitsamt dem letzteren kurze Zeit nach der Geburt des Kindes als sog. Nachgeburt von der Gebärmutter ausgestoßen. Derjenige Teil der Nabel= schnur, der dem Kinde anhaftet, bleibt noch ein paar Tage erhalten. Aber er färbt sich schwarz, trocknet ein und fällt am Ende der ersten Woche von selber ab.

Ist die Nabelschnur durchschnitten, so wird das neugeborene Kind zunächst von der zähen Schmiere, die seinen ganzen Körper über= zieht, durch Abreiben mit Öl gesäubert. Danach erhält es sein erstes Bad, dessen Zurichtung die Sache der Hebamme ist. Alsdann wird der Nabel versorgt: der Nabelstrangrest wird in ein Stückchen keim= freien Mulls eingewickelt und dieses mit einer rings um den Leib ge= führten Binde befestigt. Dann wird das Kind mit warmer Wäsche bekleidet und ins Bett gelegt, wo es sehr bald einschläft, da es gewöhnlich sehr mitgenommen von der Geburt ist. An seine Seiten und vor die Füße kommen Wärmflaschen (Tonkrüge).

Wenn die Nabelwunde sauber behandelt wird, vollzieht sich die Eintrocknung des Nabelstrangrestes ohne Störung. Im anderen

Fall stellt sich ein fäulnisartiger, süßlicher Geruch ein. Dann ist der Arzt zu befragen. Die Eintrocknung läßt sich durch Bestreuen der Nabelschnur mit einem trocknenden Pulver (Dermatol od. dgl.) befördern. Zum Verband gebraucht man am besten eine Mullbinde, da diese luftdurchlässig ist; weniger geeignet sind leinene Binden oder Heftpflaster.

Die Blutgefäße der Nabelschnur setzen sich noch innerhalb des Körpers fort; da sie aber keine Aufgabe mehr zu erfüllen haben, so verkleinern sie sich, wie es jedes Organ im Körper tut, das nicht mehr gebraucht wird; sie schrumpfen, und daher erklärt es sich, daß die Stelle des Nabels im späteren Leben nach innen gezogen ist. Nach Abfall der Nabelschnur bleibt mitunter eine geringe Absonderung der Ansatzstelle über 1—2 Tage bestehen. Bei weiterem Verband mit Dermatol und Mulläppchen verschwindet sie von selbst. Nach 2—3 Wochen hat sich die Wunde vollständig überhäutet und geschlossen.

Mitunter kommt es zu einer Störung im Heilungsverlauf der Nabelwunde. Es bildet sich eine kleine pilzförmige Wucherung, die zu einem ständigen Nässen Veranlassung gibt; das ist der sogenannte Nabelschwamm (Granulom). Die Behandlung desselben ist Sache des Arztes. Erwähnt sei noch, daß in solchen Fällen, in denen die Nabelwunde nicht sofort heilt, sich häufig eine wenig widerstandsfähige Narbe bildet, die zu einer Anlage zum Nabelbruch führt. Wenn das Kind viel schreit oder an Keuchhusten erkrankt, kann sich an dieser Stelle ein Nabelbruch entwickeln.

In den ersten 14 Tagen bezeichnet man das Kind noch als „neugeborenes" Kind, womit man sagen will, daß es den späteren „Säuglingen" noch nicht in jeder Beziehung gleich zu achten ist. Es trägt noch die Zeichen seines Lebens im Mutterleibe an sich; erst wenn diese geschwunden sind, ist es ein Säugling wie alle anderen, d. h. also, wenn der Nabel verheilt ist, wenn das Wollhaar auf dem Körper abgefallen ist, wenn das Kindspech ausgestoßen ist, wenn die Nahrungsmengen, die das Kind zu sich nimmt, genügend groß geworden sind, und wenn die Körpergewichtsabnahme, die sich normalerweise bei jedem Kinde während der ersten 3—4 Tage findet, aufgehört hat, und die Gewichtszunahmen begonnen haben.

Bezüglich des **Badens der neugeborenen Kinder** herrschen verschiedene Ansichten. In vielen Gegenden und Kliniken ist es Sitte, die Neugeborenen so lange nicht zu baden, bis der Nabel abgefallen ist. Wenn aber gebadet wird, geschieht es auf folgende Weise:

Man durchschneidet die Nabelbinde am Rücken des Kindes, tut dasselbe ins Badewasser und läßt den an der Nabelschnur festgeklebten Verband sich im Wasser von selbst loslösen; man vermeidet

dadurch jegliches Zerren an der Nabelwunde. Im übrigen unter=
scheidet sich das Baden der Neugeborenen nicht von dem der älteren
Säuglinge. Der Nabelverband wird nach dem Bade in derselben
Weise wieder angelegt, wie es oben beschrieben ist. Über Baden im
allgemeinen vgl. S. 68.

Ebenfalls verschieden sind die Ansichten darüber, wann ein
neugeborenes Kind zum erstenmal ins Freie gebracht
werden darf, z. B. zur Taufe oder in die Sprechstunde der Säug=
lingsfürsorge. Im allgemeinen wartet man wohl so lange damit, bis
die Mutter selbst imstande ist, ihr Kind ins Freie zu bringen. Aber
es besteht kein Hinderungsgrund, ein Kind schon früher an die Luft
zu bringen, namentlich im Sommer; aber auch im Winter haben wir
oft genug beobachtet, daß Kinder bereits in den allerersten Lebens=
tagen in die Sprechstunde gebracht wurden, ohne einen Schaden
davonzutragen, sofern sie nur warm angezogen und gut eingepackt
waren.

II. Frühgeborene und schwachgeborene Kinder.

Frühgeborene Kinder sind solche, die an sich gesund sind, aber
aus irgend einem Grunde, z. B. infolge einer Verletzung der Mutter,
zu früh das Licht der Welt erblickt haben.

Schwachgeborene Kinder sind solche, die von kranken Eltern
stammen, und die teilweise selbst krank sind, z. B. an Syphilis leiden;
auch kleine Zwillinge rechnen dazu.

Das, was allen diesen Kindern gemeinsam ist, ist einmal die
noch ungenügend ausgebildete Fähigkeit, die Körperwärme selb=
ständig auf der üblichen Höhe von etwa 37° C zu erhalten. Sie
müssen infolgedessen künstlich warm gehalten werden.

Zweitens haben sie alle ein ungewöhnlich niedriges Körper=
gewicht. Während ein ausgetragenes Kind etwa 3250 g wiegt,
beträgt das Gewicht dieser Kinder stets weniger als 2500 g. Ja, es
kommt vor, daß Kinder mit 1200 oder 1000 g geboren werden. Es
sind sogar Kinder, die noch weniger wogen (z. B. 860 g), am Leben
erhalten worden. Die Grenze der Lebensmöglichkeit ist also sehr weit
gesteckt. Doch ist die Sterblichkeit bei so kleinen Frühgeburten sehr
groß.

Die größte Gefahr für die frühgeborenen Kinder liegt in ihrer
Neigung, sich abzukühlen. Die Körperwärme eines normalen
Kindes liegt bekanntlich bei 37° C. Auf dieser Höhe können sich
Frühgeborene aber meist nicht erhalten, sondern die Temperatur
sinkt bei ihnen auf 35° oder 34° und noch darunter. Man ist daher
genötigt, dafür zu sorgen, daß sie nicht allzuviel Wärme abgeben,
und muß ihnen außerdem noch künstlich Wärme zuführen. Das

letztere geschieht durch Wärmflaschen. Als solche benutzt man tönerne Weißbierflaschen, die mit heißem Wasser oder heißem Sand gefüllt werden, aber sorgfältig mit Tüchern umwickelt sein müssen, um das Kind nicht zu verbrennen. Solche Wärmflaschen legt man an beide Seiten und vor die Füße des Kindes. Stündlich wird eine derselben neu gefüllt. Abgesehen von den Wärmflaschen ist aber die Zimmerwärme auf einer gewissen Höhe zu erhalten.

Die Abgabe von Wärme seitens des Körpers verhindert man dadurch, daß man die Glieder und den Rumpf ganz mit Watte um= wickelt und darüber erst die Kleidung zieht. Auch der Kopf wird mit einem Häubchen aus Watte bedeckt, nur das Gesicht bleibt frei. An Stelle des Bettes benutzt man einen Korb, in dem man mit Hilfe von Federbetten ein richtiges „Nest“ für das Frühgeborene bereitet. Auf diese Art gelingt es, frühgeborene und schwachgeborene Kinder am Leben zu erhalten und zum Gedeihen zu bringen.

In Kinderkrankenhäusern benutzt man, um frühgeborene Kinder vor Wärmeverlusten zu schützen, sogenannte Wärmkästen (Couveusen). Das sind Glaskästen, die durch Heizkörper erwärmt werden, so daß sich die Kinder in einer ständig warmen Umgebung befinden. Auch ganze Wärmzimmer sind in einzelnen Anstalten im Gebrauch.

Näher darauf einzugehen, erübrigt sich an dieser Stelle. Es sei nur darauf hingewiesen, daß der Gebrauch dieser Apparate für eine Schwester die Verpflichtung in sich schließt, sich mit ihrer Bedienung auf das genaueste vertraut zu machen; denn Wärmkästen, die nicht richtig bedient werden, bringen schwere Gefahren für die Kinder. Es kann z. B. vorkommen, daß sie überhitzt werden.

Eine große Gefahr besteht für frühgeborene Kinder in der ihnen eigentümlichen Schlafsucht. Sie schlafen so viel, daß sie sich auch zu den Mahlzeiten nicht melden; werden sie dazu geweckt und zum Trinken genötigt, so versinken sie nach wenigen Zügen wieder aufs neue in Schlaf. Daraus erwachsen für ihre Ernährung große Schwierig= keiten. Die gegebene Nahrung für ein frühgeborenes Kind ist die Frauenmilch. Die Kinder sind aber meist zu schwach, um selbständig zu saugen. Es muß also die Frauenmilch abgedrückt und dem Kinde im Löffel oder mit einer Undine oder Pipette oder auch mit einer Puppenflasche gereicht werden. Diese Fütterung ist in der ersten Zeit etwas sehr Unbequemes. Aber es muß unter allen Umständen darauf gedrungen werden, daß die Mutter durch ständiges Abdrücken der Milch ihre Milchabsonderung im Gang erhält, damit das Kind, sobald es etwas kräftiger geworden ist, ihr angelegt werden kann. Von dem Augenblick an, wo das Kind selbständig an der Brust trinkt, sind seine Lebensaussichten sofort um vieles höher einzuschätzen.

Ein empfehlenswertes Vorgehen, das sich allerdings meist nur in begüterten Familien durchführen läßt, ist folgendes: Man nimmt, solange das neugeborene Kind noch zum Saugen bei der Mutter zu schwach ist, eine Amme mitsamt deren Kind ins Haus. Das Ammenkind, welches ja kräftig saugt, wird bei der frischentbundenen Mutter angelegt, um bei ihr die Absonderung der Milch einzuleiten. Das Früh= geborene dagegen wird bei der Amme angelegt, deren Warzen viel besser faßbar sind, und bei der die Milch leicht abzusaugen ist. Auf diese Weise gelingt es oft überraschend schnell, das Frühgeborene zum selbständigen Saugen zu veranlassen und an die Brust der Mutter zu gewöhnen.

Während wir sonst bei allen Kindern die Nahrung nur in vier= stündigen Pausen verabfolgen lassen, bilden die frühgeborenen Kinder die Ausnahme, bei welcher man einmal von dieser Regel abweichen darf. Bei vielen muß man froh sein, wenn man ihnen überhaupt von Zeit zu Zeit etwas Nahrung einflößen kann.

So stellt die Ernährung frühgeborener und schwachgeborener Kinder große Anforderungen an die Geduld und Aufopferung der Pflegerin und Schwester. Doch sind dies Opfer, die in sehr vielen Fällen mit einem schönen Erfolg gekrönt werden; denn wenn es ihren Bemühungen gelingt, die Kinder am Leben zu erhalten, hat sie meist die Freude, dieselben sich späterhin zu kräftigen und klugen Kindern entwickeln zu sehen.

Eine andere Gefahr droht den Kindern noch durch Anfälle, bei denen sie aufhören zu atmen und infolgedessen ganz blau werden. Ihre Atmung ist überhaupt eine sehr oberflächliche, und wenn man einem solchen Kinde einmal zusieht, so kommt es einem vor, als ob es gelegentlich über längere Zeit hin gar keinen Atemzug tut. Oft ist das auch wirklich der Fall, man sieht dann, wie das Kind erst bläulich wird, dann immer mehr sich verfärbt, bis es schließlich ganz schwarzblau ist. Dieser Zustand bedeutet die höchste Lebensgefahr. Man muß dann versuchen, auf irgend eine Art und Weise einen Atem= zug hervorzurufen, durch Klopfen auf den Rücken, Kneifen der Wange, Drücken der Brust, Anspritzen mit kaltem Wasser, schließlich durch ein schnell bereitetes heißes Bad mit kalter Übergießung, nötigenfalls auch durch künstliche Atmung, die man auf dieselbe Art vollführt, wie es vom Erwachsenen her bekannt ist.

Hat ein frühgeborenes Kind einmal einen solchen Anfall von Blauwerden bekommen, so folgen meist noch mehrere nach. Es ist deshalb gut, sofort die Aufnahme in ein Krankenhaus zu veranlassen, wo es (durch Anwendung von Sauerstoff) sicherer gelingt, die Gefahr der Erstickung im Anfall abzuwenden als im Privathaus.

Besondere Aufmerksamkeit erfordert das Baden frühgeborener Kinder. Es muß ängstlich darauf gesehen werden, daß sie dabei nicht allzusehr abkühlen. Sämtliche Bäder, die ein frühgeborenes

Kind bekommt, sollen die Wärme von jenen Bädern haben, die wir als heiße bezeichnen, d. h. von 38—40° C.

Das Wägen frühgeborener Kinder findet unmittelbar vor dem Baden statt, und zwar so, daß sie erst in ihrer Kleidung gewogen werden. Dann werden sie ausgezogen, gebadet, und währenddes wird die alte Kleidung auf der Wage zurückgewogen. Der Unter= schied zwischen dem ersten und dem zweiten Gewicht ist das des Kindes.

III. über das Stillen.

Etwa 24 Stunden nach der Geburt pflegt man das neugeborene Kind der Mutter anzulegen. Für beide Teile macht das manchmal große Schwierigkeiten, führt aber bei einiger Geduld in nahezu allen Fällen und wenigstens bis zu einem gewissen Grade zum Erfolg.

Die Brustdrüsen sind bei beiden Geschlechtern in der Kind= heit gleichmäßig angelegt, erst mit dem Beginn der Entwicklungs= jahre setzt bei den Mädchen ein gesteigertes Wachstum ein. Im Verlauf der Schwangerschaft schreitet dieses Wachstum von neuem weiter. Schon vor der Entbindung befindet sich in den Brustdrüsen milchartige Flüssigkeit. Diese Milch nennt man die Erstmilch oder das Kolostrum. Auch in den ersten Tagen nach der Geburt findet sich noch nicht die richtige Milch in der Drüse, sondern immer noch Kolostrum. Erst von einem bestimmten Zeitpunkt an, den man das Einschießen der Milch nennt, nimmt diese die Beschaffenheit an, die sie späterhin hat. Es ist sehr wichtig, daß man diesen Vorgang des Einschießens der Milch kennt, denn er tritt bei den verschiedenen Frauen verschieden ein, bei der einen am ersten, bei der anderen am zweiten, dritten oder erst vierten Tage, bei anderen gar noch später. Dieses wechselnde Einschießen ist etwas Normales und darf nicht dazu führen, zu glauben, eine Frau hätte überhaupt keine Milch.

Das Ingangkommen der Brustdrüsenabsonderung wird von den Geschlechtsorganen aus geregelt, und zwar hauptsächlich durch einen Stoff, der nach den heutigen Anschauungen im „Mutterkuchen" gebildet wird und von hier aus ins Blut gelangt. Vom Blut aus reizt dieser die Brüste zur Milchabsonderung.

Hiernach ist es verständlich, weshalb auch beim neugeborenen Kinde die Brüste Milch absondern. Die Nabelgefäße des Kindes entspringen ja gleichfalls im Mutterkuchen, der betreffende Stoff geht also auch bei ihnen ins Blut über und entfaltet von hier aus seine Wirksamkeit — in der Form der sogenannten Hexen= milch der Kinder.

Die Frauen fühlen selbst, wenn die Milch einschießt, und emp= finden dabei Schmerzen nach der Achselhöhle hin. Oft werden die Brüste durch das Einschießen so prall, daß es dem Kinde gar nicht

möglich ist, die Warze zu fassen. Man muß dann entweder ein fremdes
älteres, kräftigeres Kind anlegen oder aber die Brustdrüse durch
Abdrücken entleeren.

Etwa 24 Stunden nach der Geburt wird das Kind zum
erstenmal angelegt. Die Mutter dreht sich dazu etwas auf die
Seite, das Kind wird neben sie gelegt, und nun bringt man die
Warze zwischen die Lippen des Kindes (s. Abb. 12). Diese Art
des Anlegens ist etwas unbequem für die Mutter; aber man braucht
sie nur in den ersten Tagen einzuhalten, späterhin kann die Mutter
aufsitzen. Früher hat man ängstlich darauf gehalten, daß die Frauen
in den ersten Tagen des Wochenbettes sich nicht aufrichteten. Diese
Vorschrift ist wohl etwas übertrieben, gestatten doch viele Geburts=
helfer ihren Patientinnen be=
reits am dritten Tage nicht
nur aufzusitzen, sondern
sogar aufzustehen.

Manche Kinder saugen,
wenn sie zum ersten Male
angelegt werden, sofort,
ohne auch nur einen Augen=
blick Schwierigkeiten zu ma=
chen. Andere dagegen sind
nicht zu bewegen, die Warze
zu fassen, schreien mit voller
Lungenkraft und müssen
schließlich — unverrichteter
Sache — wieder ins Bett
gelegt werden. Auch beim

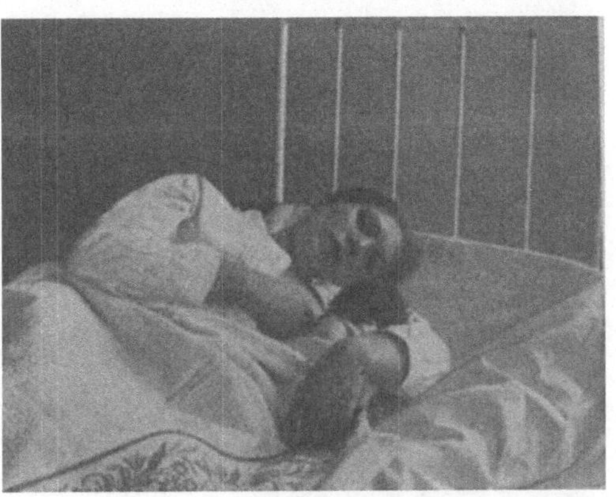

Abb. 12. Wie das Kind angelegt wird, solange
die Mutter noch zu Bett liegt.

2. und 3. Male gelingt es oft nicht, sie zum Saugen zu bringen —
zur größten Besorgnis der Mutter, die nicht anders denkt, als daß
ihr Kind verhungern müsse. Je größer die Schwierigkeiten sind, die
das Kind macht, um so bestimmter muß die Pflegerin darauf
dringen, daß keine andere Nahrung zugeführt wird; denn wenn
man die Flasche gibt, gelingt es erfahrungsgemäß erst recht nicht,
das Kind zum Saugen an der Brust zu bringen. Nur etwas Tee
kann man ihm von Zeit zu Zeit im Löffel geben.

Späterhin, wenn die Frauen aufgestanden sind, läßt man sie
zum Anlegen sich auf einen Stuhl setzen und die Füße auf eine Fuß=
bank stellen, so daß das auf den Knien liegende Kind der Brustdrüse
genähert wird und ohne Mühe für die Mutter trinken kann (s. Abb. 13).
Der Kopf des Kindes ruht dabei auf dem Arm, der der Brust ent=
spricht, an der das Kind trinkt; die andere Hand der Mutter reicht dem
Kinde die Brustdrüse, und zwar so, daß die Warze zwischen Zeige=

finger und Mittelfinger hindurchsieht. Auf diese Weise wird die Nase des Kindes zum Atmen freigehalten.

Die Dauer des Trinkens soll nicht mehr als 20 Minuten betragen. Das Kind wird dabei abwechselnd angelegt, erst an die eine Brust, bei der nächsten Mahlzeit an die andere. Vor dem Anlegen werden die ersten Tropfen Milch aus der Brust abgespritzt, um etwaige Bakterien, die hineingelangt sein könnten, zu entfernen. Nach dem Anlegen wird die Warze vorsichtig abgetrocknet und bis zur nächsten Mahlzeit mit einem zusammengelegten, sauberen Leinentuch bedeckt. Das geschieht aus dem Grunde, weil bei manchen Frauen ständig etwas Milch aus der Brustdrüse heraussickert und die Kleidung durchnäßt. Die Pause zwischen je zwei Mahlzeiten beträgt 4 Stunden, gleich, ob es sich um neugeborene oder um ältere Säuglinge handelt. Zweckmäßig wird das Kind morgens 6 Uhr zum ersten Male, dann um 10 Uhr vormittags, 2 Uhr mittags, 6 Uhr und 10 Uhr abends angelegt. Nachts über bekommt es nichts zu trinken. Zu dieser Trinkordnung sind die Kinder von vornherein zu erziehen. Viele gewöhnen sich schnell daran, des Nachts durchzuschlafen, aber bei nicht wenigen dauert es wochenlang, ehe sie auf die Nachtmahlzeit verzichten.

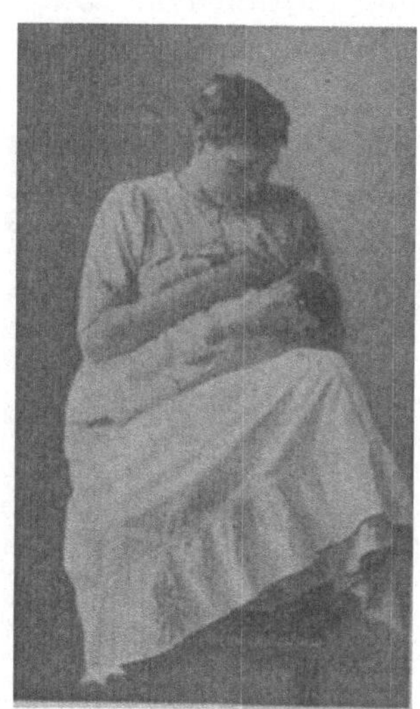

Abb. 13. Wie der Säugling späterhin angelegt wird.

Zwischen der Größe des Milchreichtums der Mutter und dem Nahrungsbedürfnis des Kindes bestehen sehr oft große Differenzen, derart, daß die Mutter mehr Milch hat, als das Kind braucht. Wenn sich die Milch in der Brust aber staut, ist die Gefahr vorhanden, daß die Milchabsonderung zurückgeht und vielleicht ganz versiegt. Die überschüssige Milch muß also entfernt werden. Das geschieht auf verschiedene Art und Weise:

Soll die Milch nicht gebraucht werden, so genügt es, sie vermittels einer der überall käuflichen Milchpumpen abzusaugen. Soll sie aber, wie es in Kliniken üblich ist, zur Ernährung anderer Kinder benutzt werden, so muß beim Abspritzen der Milch besondere Sorgfalt und Sauberkeit beobachtet werden. Bei vielen Frauen wird das Abspritzen der Brüste dadurch erleichtert, daß, während das Kind an der einen Brust trinkt, die Milch von selbst aus der anderen Brust heraustropft; es bedarf dann nur einer geringen Unterstützung, um diese Brust ebenfalls gänzlich zu entleeren. Man kann dazu die er-

wähnten Milchpumpen benutzen; aber diese sind selten ganz einwand=
frei, da sich der an der Milchpumpe befindliche Gummiball schwer
reinigen läßt. Besser und zugleich schonender für die Drüse ist es
daher, wenn die Frau das Abspritzen mit der Hand besorgt. Ist sie
zu ungeschickt, um sich selbst die Milch abzuspritzen, so bleibt nichts
anderes übrig, als daß es ihr die Pflegerin abnimmt.

Man verfährt dabei folgendermaßen:

Die Pflegerin setzt sich der Frau gegenüber und nimmt die Brustdrüse so in
die Hand, daß der Daumen unterhalb der Warze liegt, die übrigen vier Finger ober=
halb derselben. Durch einen Druck, der am Rand der Drüse beginnt, also vom kleinen
Finger zu den übrigen weitergegeben wird, gelingt es meist sehr leicht, die Milch
abzudrücken.

Eine zweite Methode besteht darin, daß man nur die Warze zwischen Daumen
und Zeigefinger nimmt und durch kurze, rhythmische Bewegungen die Milch ent=
leert. Die letztere Art ist die weniger empfehlenswerte, da hier die Finger mit der
Milch in Berührung kommen.

Die Dauer des Stillens ist bei den einzelnen Frauen ver=
schieden; bei einigen versiegt die Brustdrüsenabsonderung nach ver=
hältnismäßig kurzer Zeit, bei anderen dauert sie 1 Jahr und noch
länger. Im allgemeinen pflegt man das Stillen nicht länger als
¾ Jahr auszudehnen. Es mag auch hier noch einmal erwähnt sein,
daß dieses lange Stillen nicht nur dem Kinde Nutzen bringt, sondern
auch in gewisser Beziehung der Mutter, und zwar dadurch, daß sich
bei ihr die Rückbildung aller Organe, die bei der Entbindung be=
teiligt waren, besser vollzieht, als bei einer Frau, die nicht stillt.

Bei den meisten Frauen bleibt die Menstruation während der
ganzen Stillperiode aus. Sollte sie wirklich wiederkehren, so hat das
keine Rückwirkung auf das Kind, und ist kein Grund zum Abstillen.
Stellt sich dagegen heraus, daß eine stillende Frau von neuem
schwanger ist, so pflegt man das Kind langsam auf künstliche Er=
nährung überzuführen.

In allen anderen Fällen lassen wir bis zu ¾ Jahr stillen. Das
Abstillen selbst erfolgt ganz langsam. Erst wenn man sich über=
zeugt hat, daß das Kind die eine Mahlzeit künstlicher Nahrung gut
verträgt, gibt man ihm die nächste hinzu.

Ist man gezwungen, ganz schnell abzusetzen, so bereitet die
Stauung der Brust zuweilen große Beschwerden. Man bessert diese
dadurch, daß man die Brust hochbinden läßt und Abführmittel, wie
Karlsbader Salz, verabreicht, mehrmals täglich ½ Teelöffel bis zum
Auftreten dünner Stuhlgänge. Am besten fragt man in solchen
Fällen den Arzt.

Eines besonderen Hinweises bedarf noch die Ernährung der
stillenden Frau. Derselben ist schon früher gedacht, aber es er=
scheint uns angebracht, auch an dieser Stelle noch einmal zu betonen,

daß eine stillende Frau keine besondere Kost innezuhalten braucht, sich namentlich keinerlei Beschränkungen aufzuerlegen braucht, also mit gutem Gewissen selbst saure Speisen genießen darf, sofern sie Appetit darauf hat, und sofern sie sie vor der Entbindung vertragen hat.

Dasselbe gilt, wenn eine Amme im Hause ist. Man wird nur gut tun, ihr eine gewisse Menge Milch, etwa 1—1½ Liter den Tag über, als Zugabe zu bewilligen. Denn die beim Stillen abgegebene Milch stellt einen Flüssigkeitsverlust für den Körper dar, der in irgend einer Form wieder ersetzt werden muß. Dazu eignet sich am besten die Milch. In Kinderkrankenhäusern findet man gelegentlich Ammen, die sehr große Mengen Milch, 3—4 Liter den Tag über abgeben. Bei derartigen Mengen kann es vorkommen, daß die in der Nahrung zugeführten Nährstoffe nicht ausreichen, um die durch die Brust abgegebenen Substanzen wieder zu ersetzen. In diesen Fällen ist das Körpergewicht der Frauen von Woche zu Woche festzustellen, um zu verhüten, daß sie an Gewicht abnehmen. Im übrigen soll die Kost einer Amme so beschaffen sein, wie die der Dienstboten.

Alle Maßnahmen und Mittel, die darauf hinzielen, die Menge der Milch zu steigern, sind unnütz. Es ist ein vergebliches Bemühen, wenn Frauen vor ihrer Niederkunft möglichst viel Milch trinken, damit sie späterhin selber reichlich Milch haben, oder wenn sie Laktagol oder Sanatogen oder dergleichen einnehmen.

Ebenso nutzlos sind die Versuche, die Haut der Warzen abzuhärten. Im Gegenteil werden dieselben oft genug durch die angewandten Mittel, namentlich durch das Einreiben mit Alkohol, Franzbranntwein u. dgl. erst empfindlich, spröde und rissig. Eine gewisse erhöhte Sauberkeit ist allerdings vonnöten, schon deshalb, weil in der letzten Zeit vor der Entbindung etwas Flüssigkeit von der Drüse abgesondert wird, die eintrocknet und, wenn sie nicht entfernt wird, an der Warze Krusten bildet. Die ganze Pflege der Brustdrüse beschränkt sich am besten darauf, sie täglich mit Wasser und Seife zu waschen, durch Betupfen mit Glyzerin die Warze trocken zu erhalten und die Haut geschmeidig zu machen. Das sollte schon vor der Entbindung geschehen und selbstverständlich auch nach derselben.

Trotzdem aber gelingt es oft nicht, Erkrankungen der Brustdrüse, die durch aufgesprungene Haut entstehen, zu verhindern. Die Warze besteht aus einem außerordentlich empfindlichen Gewebe. Wenn sich auf ihr, nachdem die Milch in die Brust eingeschossen ist, Feuchtigkeit ansammelt, wird die Haut zuweilen trotz aller Sorgfalt spröde, sie springt auf, und es entstehen kleine Einrisse, Schrunden (Rhagaden) genannt. Solche Schrunden bluten nicht nur sehr leicht, sondern sie schmerzen auch und können vor allem zur Entzündung

der Brustdrüse führen. Sie sind deshalb möglichst im Beginn ärzt=
licher Behandlung zu unterwerfen.

Die Schmerzen, die beim Saugen des Kindes entstehen, lassen
sich oft dadurch lindern, daß man das Kind vermittels eines sog.
Saughütchens trinken läßt.

Die schwerste Erkrankung der Brustdrüse ist die Entzündung
derselben (Mastitis). Sie äußert sich durch Schmerzen, Rötung und
Knotenbildung an irgend einer Stelle im Brustdrüsengewebe. Sie
kann zu schweren Krankheitszuständen führen. Daher ist ungesäumt
schon beim bloßen Verdacht ein Arzt hinzuzuziehen.

Gelegentlich finden sich Frauen, bei denen die Warze nicht — wie
normal — zapfenförmig vorgestülpt, sondern eingezogen ist, so daß
eine Vertiefung entsteht. In diesen Fällen handelt es sich um Hohl=
warzen. Ist die Mißbildung sehr stark, so ist ein Stillen nicht mög=
lich. Handelt es sich aber um geringere Grade, so gelingt es dem
Kinde fast immer, die Warze hervorzusaugen und Milch zu bekommen.
Auf alle Fälle ist also wenigstens ein Versuch zu machen, das Kind
anzulegen. Man muß ihm dann den Warzenhof in den Mund stecken.

Besondere Vorsicht muß man beobachten, wenn die stillende
Frau einen Schnupfen oder sonst einen Katarrh der oberen
Luftwege bekommt. Denn dann geschieht es sehr häufig, daß sie
den Katarrh auf ihr Kind überträgt. Für ein junges Kind ist aber
selbst ein Schnupfen keine harmlose Erkrankung. Nicht nur, daß der
Katarrh weitergreifen und den Rachen, die Luftröhre oder das Mittel=
ohr in Mitleidenschaft ziehen und dadurch das Kind schwer schädigen
kann — sondern es entsteht allein schon durch die verstopfte Nase
eine Behinderung des Saugens, so daß die Kinder ungenügend trinken.
Die Übertragung des Schnupfens erfolgt beim Stillen dadurch, daß
die Atemluft der Mutter fortgesetzt über das Kind hinstreicht. Wenn
eine Frau also einen Schnupfen hat, muß sie sich ein zusammen=
gelegtes Taschentuch vor Mund und Nase binden.

Kinder mit angeborener Syphilis haben oft von Geburt
an einen hartnäckigen Schnupfen. Teilweise besteht nur ein ständiges
„Schnüffeln", teils ist die Nase jedoch vollkommen verlegt. Dieser
Schnupfen nötigt die Kinder, mit dem Mund Luft zu holen. Es ist
aber klar, daß es nicht gut geht, zu gleicher Zeit zu trinken und zu atmen.
Man muß in solchen Fällen vor jedem Trinken erst die Nase des
Kindes durchgängig machen. Das geschieht am besten, indem man
einige Tropfen Wasserstoffsuperoxyd in die Nasenlöcher träufelt und
durch das Schäumen desselben die Borken und Krusten entfernen
läßt. Hinterher streicht man Öl oder eine weiche Salbe (weiße
Präzipitatsalbe) in die Nasenlöcher, um sie durchgängig zu erhalten.

Kinder mit Syphilis dürfen nur bei ihrer eigenen Mutter trinken, niemals dürfen sie einer anderen Frau angelegt werden. Ebensowenig dürfen andere Kinder bei der Mutter eines syphilitischen Kindes angelegt werden; denn Syphilis kann von einem kranken Kind auf eine gesunde Frau und umgekehrt von einer kranken Frau auf gesunde Kinder übertragen werden. Wegen der Gefahr dieser Übertragung sollte im Privathaus niemals eine Amme verwendet werden, deren Blut nicht vorher auf Syphilis untersucht worden ist. Ebenso dürfen in Krankenhäusern niemals kranke Kinder, über deren Herkunft man nichts weiß, und die jünger sind als zwei Monate, einer Amme angelegt werden, selbst wenn sie keinerlei Zeichen von Syphilis bieten. Solchen Kindern muß die Frauenmilch stets durch die Flasche verabfolgt werden.

IV. Das Temperaturmessen beim Säugling.

Das Temperaturmessen des Säuglings ist — solange er gesund ist — im Privathaus überflüssig, im Krankenhaus aber eine Notwendigkeit.

Die normale Temperatur beträgt etwa 37° C. Sie schwankt innerhalb gewisser Grenzen und ist morgens meist etwas tiefer als am Abend. Beträgt sie weniger als 36°, so spricht man von einer Abkühlung des Kindes, liegt sie über 37,5, so besteht Fieber. Im letzten Falle ist die Temperatur oft noch höher, bis auf 40° und 41° erhöht.

Das Messen geschieht vermittels besonderer Fieberthermometer. Will man einen Säugling messen, so läßt man ihn am besten in seinem Bett auf dem Rücken liegen. In die rechte Hand nimmt man das Thermometer, die linke ergreift beide Füße und hebt sie an, so daß die Beine im Hüftgelenk gebeugt werden. Dann führt die rechte Hand das Thermometer in den After ein (Abb. 14). Man kann das Kind aber auch auf den Bauch legen, was sich manchmal empfiehlt, wenn es sich sehr sträubt. Die rechte Hand hält wieder das Thermometer, während man mit der linken Hand oder mit dem Ellenbogen das widerstrebende Kind niederhält. Ältere Kinder legt man zweckmäßig immer beim Messen auf den Bauch. Wo es sich um Kinder handelt, die älter sind als 10 Jahre, verfährt man beim Messen der Temperatur wie beim Erwachsenen, d. h. man mißt in der Achselhöhle, die vorher vom Schweiß getrocknet sein muß. Das Messen wird täglich zweimal vorgenommen, morgens und abends, jeden Tag zur selben Zeit. Kinder, die am Morgen schon 37,5 und darüber haben, sind am Mittag noch mal zu messen. Noch häufigeres

Messen — zweistündlich oder dreistündlich — erfolgt nur auf ausdrückliche ärztliche Anordnung.

Das Aufbewahren der Thermometer geschieht entweder in dem dazu bestimmten Behälter, der am Bett jedes Kindes hängt, oder in einem mit Sublimatlösung gefüllten Standgefäß. Um eine Übertragung von Krankheiten zu vermeiden, hat jedes Kind in einer Klinik sein eigenes Thermometer, das nicht verwechselt werden darf. Vor allem ist eine Verwechselung zu vermeiden bei Kindern mit Syphilis oder Tripper.

Vor dem Gebrauch wird das in Sublimatlösung aufbewahrte Thermometer trockengewischt und an der Spitze eingefettet. Dann

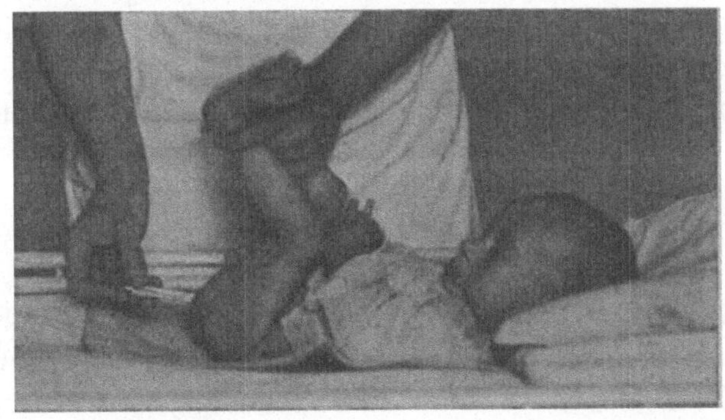

Abb. 14. Wie man bei einem Säugling die Körperwärme mißt.

überzeugt man sich, ob das Quecksilber heruntergeschlagen ist, und dann erst führt man es ein, und zwar so weit, bis die das Quecksilber enthaltende Spitze ganz verschwunden ist. Je tiefer man es einführt, desto schneller steigt das Quecksilber. Man mißt so lange, bis die Quecksilbersäule nicht mehr steigt, dann liest man die Temperatur ab, zieht das Thermometer heraus und notiert zunächst die festgestellte Temperatur. Dann erst reinigt man das Thermometer mit etwas Watte von daran haftendem Kot, schlägt die Quecksilbersäule mit einem kurzen Ruck herunter, wobei man es an seinem oberen Ende hält, und legt es nunmehr an seinen Aufbewahrungsort.

Kinder, die geringere Temperatur als 36,0 haben, bekommen Wärmflaschen.

Kinder, die gesund sind, aber Wärmflaschen haben und plötzlich hohe Temperatur zeigen, sind nach einer Stunde noch einmal zu messen, nachdem zuvor die Wärmflaschen weggenommen sind. Denn es kommt vor, daß Kinder durch Wärmflaschen überhitzt werden.

Ein Abbrechen des Thermometers kommt auch bei sich sträubenden Kindern fast nie vor. Wenn wirklich ein Thermometer abbricht, so geht das abgebrochene Stück meist von selbst und ohne Schaden anzurichten mit dem Stuhl ab. Eine Pflegerin darf niemals selbständig den Versuch machen, das abgebrochene Stück wieder zu entfernen.

V. Das Baden des Säuglings.

Sein erstes Bad erhält ein Kind sofort, nachdem es geboren ist. Dieses Bad gehört noch zu den Pflichten der Hebamme.

Die nächsten Tage über wird es in der Regel nicht gebadet, da es noch den Nabelverband trägt (s. S. 56). Sobald aber der Nabelstrangrest abgefallen ist, wird es regelmäßig gebadet, und zwar solange täglich, als es noch Harn und Stuhlgang ins Bett entleert. Erst wenn es sich nicht mehr beschmutzt, beschränkt man sich auf ein zwei- oder dreimaliges Baden in der Woche. Aber es hindert nichts, das tägliche Bad beizubehalten. Die im Volke weit verbreitete Meinung, daß allzu häufiges Baden ein Kind schwäche, ist ganz verkehrt.

Andererseits ist ein Bad kein unbedingtes Erfordernis für einen Säugling. Es gelingt auch, ihn durch Waschungen hinreichend sauber zu erhalten; es sind dann das Gesäß, die Schenkel- und Kniebeugen und die Achselhöhlen besonders zu berücksichtigen. Vorsicht im Gebrauch des Wassers ist bei Kindern mit Wundsein geboten (S. 72).

Vor dem Baden ist Bett- und Leibwäsche des Kindes bereitzulegen und anzuwärmen.

Die Zeit des Bades bleibt dem Belieben der Mutter überlassen. Man muß nur vermeiden, die Kinder gleich nach einer Mahlzeit zu baden, weil viele erbrechen, wenn sie nach dem Trinken bewegt werden. Daher badet man in Kliniken die Kinder schon des Morgens ganz früh, um 6 Uhr vor der ersten Mahlzeit. Im Haushalt wartet man gewöhnlich bis zum Vormittag und badet vor der zweiten Mahlzeit, etwa um 10 Uhr. Aber auch vor der letzten Mahlzeit kann man die Kinder baden. Das empfiehlt sich besonders bei solchen, die abends schlecht einschlafen wollen.

Die Wärme des Bades für den Säugling soll 35° C betragen. Sie ist mit einem Badethermometer festzustellen. Man tut gut, in allen Fällen diese Temperatur innezuhalten, auch dann, wenn abkühlende oder heiße Bäder verordnet sind. Sie ist die, welche dem Kind die angenehmste ist. Sobald es sich im Bade selbst befindet, kann man die Temperatur wechseln, indem man entweder kaltes Wasser langsam zuströmen läßt oder — wenn ein heißes Bad verordnet ist, heißes Wasser vom Fußende her hinzufügt (vgl. S. 88).

Die Zeitdauer des Bades beträgt etwa 3 Minuten. Das Baden selbst geschieht auf folgende Art und Weise: Die Pflegerin faßt mit ihrer linken Hand unter dem Nacken des Kindes hindurch und ergreift den linken Oberarm desselben. Mit der rechten Hand nimmt sie es an den Füßen, und so hebt sie es vorsichtig ins Wasser. Im Bade selbst ruht das Kind mit seinem Kopf und Nacken auf dem linken Unterarm der Pflegerin. Die rechte Hand derselben bleibt zum Gebrauche frei. (Vgl. auch Abb. 15.)

Wenn das Kind sich im Wasser befindet, soll man es nicht ruhig schwimmen lassen, sondern es mit der freien Hand von oben bis unten abreiben. Wo das Reiben nicht gut geht, wie an den Füßen und Händen, muß man die Haut leicht drücken und kneten. Man erzielt dadurch eine Reizung der Hautnerven, welche bewirkt, daß sich die Blutgefäße der Haut erweitern, sich stärker füllen und die Haut im

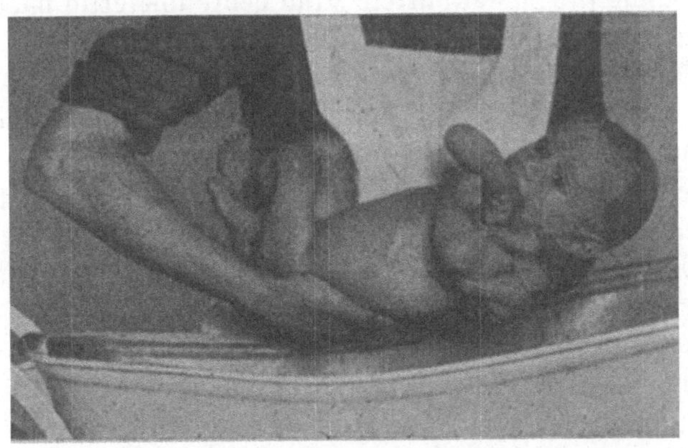

Abb. 15. Wie man den Säugling ins Bad hebt.

Die eine Hand faßt mit Untergriff unterm Nacken durch zum Oberarm des Kindes, die andere Hand faßt über das Kind hinweg unter die Gesäßgegend. In der gleichen Weise wird das Kind getragen. Es kann dann weder nach vorn noch nach hinten der Mutter aus den Händen rollen.

ganzen stärker durchblutet wird, was sich durch eine Rötung der= selben kundgibt. Ein Kind, welches richtig gebadet ist, muß rot aussehen, aber nicht blaß oder gar blaurot.

Nach 3 Minuten wird es herausgehoben und schnell in das auf dem Wickeltisch bereitgelegte, angewärmte Badetuch gelegt, darin eingewickelt und trocken getupft. Ins Badetuch eingewickelt, wird ihm dann das Gesicht gewaschen, wozu man etwas kühleres Wasser nebst Seife und Läppchen nimmt. Neben dem Gesicht ist auch dem Schädel eine ge= wisse Sorgfalt zu widmen, namentlich bei den Kindern, die zur Schuppenbildung auf der Kopfhaut neigen. Diese Schuppen kann man mit Wasser allein nicht beseitigen, sondern man muß sie mit Öl oder Borsalbe abweichen.

Nach dem Bade wird das Kind angekleidet.

Das Benehmen der Kinder während des Bades ist außerordent= lich verschieden. Die einen empfinden das Bad als eine Wohltat, die anderen als eine Strafe, die dritten lassen sich ein gewöhnliches Bad gern gefallen, sträuben sich aber gegen alle sonstigen Maßnahmen, die mit dem Bade verknüpft werden. In vielen Anstalten ist es Sitte, die Kinder nicht zu baden, sondern sie unter eine Brause zu halten. Manche geben ihnen nach dem Bade einen kalten Guß über Brust und Rücken. Über Abhärten der Kinder durch kaltes Wasser vgl. den nächsten Abschnitt.

VI. Kinderpflege bis zum Alter von 1½ Jahren.

Wenn eine Frau ihrer Niederkunft entgegensieht, so muß sie mindestens vom 7. Monat ab sowohl die Wäsche für sich selbst wie auch die Wäsche für das erwartete Kind gebrauchsfertig haben. Denn es kann ja möglicherweise eine Frühgeburt erfolgen.

Die **Wäscheausstattung für den Säugling** richtet sich nach dem Geld, das die Familie dafür aufwenden will. Daher sind die folgenden Angaben nur als ein ungefährer Anhalt anzusehen:

12 Hemden,	1 Korb mit Matratze und Kopf-
12 Jäckchen,	kissen, mit herausnehmbarem
(12 Mullwindeln),	Roßhaar gefüllt, nebst Daunen-
24 Leinenwindeln,	decke,
24 Moltonunterlagen,	3—6 Bettbezüge,
3 Umschläge (Wickeltücher),	6 Kissenbezüge,
2 Gummiunterlagen,	6 Bettlaken.
2 Badetücher.	

Unnötig ist die Anschaffung von Steckkissen, von Wickelbändern und von Mundtüchern zum Mundauswischen (s. u.). Als Nabelbinden dienen keimfreie Mullbinden von 6 cm Breite.

Auch die Anschaffung einer Kinderwage ist nicht unbedingt erforderlich. Bei gesunden Säuglingen, die an der Brust ernährt werden, lehrt schon der Augenschein zur Genüge, daß sie sich gut entwickeln. Will man sie trotzdem wiegen, so tut man das nur alle Sonntag einmal, aber nicht alle Tage, vor allem nicht vor und nach jedem Trinken. Letzteres beides ist nur in Kliniken üblich, paßt aber nicht für die Familie. Normale Brustkinder nehmen im ersten Halbjahr regelmäßig zu, im zweiten Halbjahr werden die Zunahmen sprunghafter und gegen Ende des ersten Jahres bildet sich nicht selten schon der Gewichtsverlauf heraus, der späterhin der übliche ist, d. h. es treten Stillstände von mehreren Tagen, ja von Wochen auf. Eine Regel, wieviel ein Kind täglich zunehmen muß, gibt es ebensowenig wie ein bestimmtes Gewicht, das ein Kind in einem gewissen Alter erreicht haben muß. Die käuflichen Gewichtstabellen und -kurven mit ihren Angaben von Normalgewichten sind in dieser Beziehung irreführend, sie bringen immer die Gewichte von Renommierkindern als angebliche Durchschnitts=gewichte. Nimmt ein Kind — wie gar nicht selten ist — bei Ernäh=rung mit Muttermilch schlecht oder gar nicht zu, so warte man ruhig ab und tröste sich damit, daß es — wenn es Kuhmilch bekäme — wahrscheinlich noch schlechter gediehen, vielleicht sogar schon tot wäre. Solange ein Kind Frauenmilch bekommt, kann ihm nicht viel Schlimmes passieren. Ganz verkehrt ist es, wie es leider oft geschieht, daß die Mutter in solchen Fällen einen Versuch mit Kuhmilch macht und erst, wenn es damit auch nicht geht, den Arzt befragt. Sie muß vielmehr — bevor sie das Kind absetzt — ärzt=liche Hilfe und Beratung suchen.

In solchen Fällen von nicht normalem Verlauf der Brust=ernährung ist gewöhnlich eine Wage erforderlich. Aber darüber be=stimmt dann schon der Arzt. Hier sei nur erwähnt, daß, um vergleich=bare Werte zu gewinnen, immer um dieselbe Tageszeit gewogen werden muß.

Die **Bekleidung eines Säuglings wird in den ersten Lebens=wochen** meist folgendermaßen gestaltet:

Um seinen Leib wird die Windel geschlungen, ein dreieckig zusammengelegtes Tuch, in der ersten Zeit aus Mull, späterhin aus Leinen gefertigt, dessen zwei seitliche Zipfel nach vorn um den Leib gelegt werden, während der dritte Zipfel durch die Beine gezogen wird. Über die Windel (bzw. beim liegenden Kind unter dieselbe) kommt ein zweites, kleineres, aber dickeres Tuch, die Moltonunter=lage, und über diese ein großes, ebenfalls aus Molton oder aus Flanell gefertigtes Tuch, der Umschlag oder das Wickeltuch, das ein Stück über die Füße des Kindes hinausreicht, den ganzen Wickel zusammenhält und mit großen Sicherheitsnadeln an der Seite zusammengesteckt wird. Der Oberkörper wird mit einem Hemd und einem Jäckchen bekleidet. Wer mit der Wäsche sparen muß, pflegt zwischen Molton und Umschlag eine Gummiunterlage ein=zuschalten; besser ist es, man verzichtet auf sie. Bei Kindern mit empfindlicher Haut bleibt sie unter allen Umständen weg.

Bei der **Pflege des kindlichen Körpers** spielt die größte Rolle das Trockenlegen, das heißt: das Wechseln der durchnäßten und beschmutzten Wäschestücke. Der Säugling macht sich etwa 18—20mal in 24 Stunden naß. Es wäre aber verkehrt, wollte man ihn ebenso oft trocken legen; er käme dann überhaupt nicht zur Ruhe. Es ge=nügt, wenn das Kind vor jedem Trinken frische Windeln bekommt. Nach dem Trinken schläft es ein, und wenn es nach 2—3 Stunden wieder aufwacht und wach bleibt, wird es noch einmal trocken gelegt — im ganzen etwa 10mal in 24 Stunden.

Mit Stuhlgang beschmutzte Kinder werden mit warmem Wasser und Watte gesäubert, sorgfältig abgetrocknet und dann gepudert. Zum **Pudern** gehört zweierlei: eine Puderbüchse (mit Zinkpuder od. dgl.) und ein Wattebausch. Der Puder wird auf die Gesäß=gegend und in alle Beugen eingestreut, mit dem Wattebausch in die Haut hineingetupft, das Überschüssige aber wieder abgewischt, damit keine Krümel zurückbleiben. Bei gesunden Brustkindern kann man sich das Pudern schenken, sie haben — dank ihrer Ernährung mit Frauenmilch — meist eine so glatte, unverletzliche Haut, daß sie gegen die Einwirkungen der von Harn und Stuhlgang herrührenden Nässe gefeit sind. Aber kranke Kinder müssen sehr sorgfältig ge=pudert werden.

Die meiste Sorgfalt erfordert jedoch die **Körperpflege bei Kindern mit Wundsein oder Ausschlägen.** Bei ihnen ist vor allem der Gebrauch von Wasser auf ein Mindestmaß zu beschränken. Es kann sogar nötig werden, das tägliche Bad wegzulassen. An seine Stelle tritt dann meist eines der später zu erwähnenden medikamen=tösen Bäder aus Eichenrinde od. dgl. Statt Wasser benutzt man zur Säuberung der Gesäßgegend Fett (Speise= oder Sesamöl, Vorsalbe. Lanolin). Auch wo sich sonst am Körper wunde Stellen finden, wie in den Achselhöhlen, in den Falten am Hals, auf den Wangen usw., werden sie nicht mit Wasser, sondern immer nur mit Öl von Krusten und Borken gesäubert und hinterher mit Lanolin oder einer guten Hautsalbe (Schleichscher Hautcreme, Niveacreme) sorg=fältig bestrichen. Wo die Haut nur gerötet ist, wird sie gepudert. Niemals darf Puder auf Stellen, die nässen, gestreut werden. Über die Beseitigung der Kopfschuppen, des sog. Gneis, s. S. 69.

Es mag an dieser Stelle erwähnt sein, daß es Säuglinge gibt, die trotz peinlichster Sauberkeit doch immer wieder wund werden. Bei ihnen liegt eine angeborene Veranlagung dazu vor, es genügt hier nicht, die Haut zu pflegen, sondern auch die Ernährung muß richtig gestellt werden. Aber das ist Sache des Arztes.

Bei der Säuberung des Körpers bleibt nur ein Körperteil außer Betracht, das ist die Mundhöhle des Säuglings. In früheren Zeiten spielte das Mundreinigen eine große Rolle, aber ganz ohne Be=rechtigung. Denn die Nahrung, die dem Kind gereicht wird, ist ja vollkommen sauber; auch hat das Kind noch keine Zähne, in deren Lücken Speisereste hängen bleiben können, und schließlich hat die Mundhöhle so viele Buchten und Taschen, daß es überhaupt un=möglich ist, sie gründlich auszuwischen. Trotzdem geschah es und ge=schieht es vielfach noch heute. Wir raten davon dringend ab, nicht nur, weil das Mundauswischen überflüssig ist, sondern weil dadurch

schmerzhafte Verletzungen und Geschwürsbildungen der Mundschleim=
haut und des Gaumens herbeigeführt werden können.

Auch dann ist das Mundwischen nicht erlaubt, wenn sich bei
einem Kinde Soor (Schwämmchen) zeigt. Das sind weiße, punkt=
förmige oder flächenhafte Beläge, die oft die ganze Mundhöhle aus=
kleiden. Soor ist keine selbständige Krankheit, sondern entwickelt sich
nur, wenn ein Kind krank ist oder krank wird, und verschwindet von
allein, wenn das Kind behandelt wird und es ihm besser geht.

Die Kleidung des gesunden Säuglings muß bei der Wäsche
stets ausgekocht, und die von kranken Kindern, besonders von
solchen mit ansteckenden Krankheiten, muß vor dem Waschen auch
noch desinfiziert werden (s. S. 79).

Wird das Auskochen der harndurchtränkten Windeln unterlassen, so entwickelt
sich ein sehr unangenehmer Zustand: Die Wäsche des Kindes strömt dann nämlich
bald einen außerordentlich durchdringenden ammoniakalischen Geruch aus, der das
ganze Säuglingszimmer erfüllt, auch die Haut des Kindes stark reizt und wund
macht. Die Mütter und Pflegerinnen behaupten in solchen Fällen: Der Harn
des Kindes sei so „scharf". Das ist aber ganz falsch. Die Schuld liegt nicht am
Kind, sondern daran, daß die Windeln nicht gekocht, sondern nur oberflächlich ge=
spült werden. Es entwickeln sich dann Pilze (Bakterien), die den Harn zersetzen und
den Geruch nach Ammoniak hervorrufen. Und je seltener die Windeln gekocht werden,
um so größer wird die Zahl der Bakterien und um so schneller erfolgt der Eintritt
der ammoniakalischen Zersetzung des Harns.

Als Lagerstatt des Kindes dient in der ersten Zeit ein Korb.
Es liegt auf einer Matratze von Roßhaar, deren Inhalt herausnehm=
bar sein muß, um nach Bedarf getrocknet zu werden. Über der
Matratze liegt eine Gummiunterlage und das Bettlaken. Auch das
Kopfkissen — sofern man nicht auf ein solches verzichtet — ist aus
Roßhaar gefertigt. Zum Zudecken dient eine kleine Steppdecke oder
ein Federkissen. In den ersten Lebenswochen gebe man allen Kindern
Wärmflaschen mit ins Bett. Hingegen ist es nicht nötig, sie im ge=
heizten Zimmer schlafen zu lassen. Man lege sie stets so, daß sie
nicht auf dem Rücken, sondern auf der Seite liegen. Wenn
sie dann einmal in einem unbewachten Augenblick erbrechen, läuft
ihnen das Erbrochene zum Mundwinkel heraus, während, wenn
sie auf dem Rücken liegen, die Gefahr des Sichverschluckens und
Erstickens sehr groß ist. Nach dem ersten Lebensmonat wird gewöhn=
lich ein Kinderwagen gekauft, der nun auch beim Schlafen des
Kindes Verwendung findet. Sobald es so groß geworden ist, daß
es sich selbständig aufstellt, ihm also die Gefahr des Herausfallens
droht, ist die Zeit gekommen, ein Bett zu kaufen.

Auch die Bekleidung macht bald Neuanschaffungen nötig. Die
Entwicklung eines jungen Kindes schreitet schnell vorwärts, bald er=
wacht sein Beschäftigungs= und Bewegungsdrang. Es fängt an, sich

bloßzustrampeln, wenn es wach ist. Dann werden Strümpfe und
Schuhe notwendig. Bald hält auch der Wickel nicht mehr, es rutscht
nach oben hin heraus — dann muß der Umschlag durch ein wollenes
Höschen oder eine Windelhose ersetzt werden, die die Windeln in
der Gesäßgegend festhält. Die Hose selbst wird an ein Leibchen
festgeknöpft, an dem auch vermittels Gummiband die Strümpfe be=
festigt werden.

Gegen **Ende des ersten Lebenshalbjahres** fängt das Kind von
allein an, sich mit dem Oberkörper aufzurichten, um auch seine seit=
liche Umgebung betrachten zu können. Dann ist der Zeitpunkt ge=
kommen, ihm langsam das Sitzen beizubringen, indem man ihm
Kissen in den Rücken stopft. Wenn es wieder ein Vierteljahr älter
ist und das Sitzen gelernt hat, setzt man es zeitweilig in einen der
bekannten Kinderstühlchen. Aber nur wenige bleiben still in einem
solchen sitzen, die meisten fangen bald zu klettern an und müssen mit
einem Gürtel festgebunden werden, um nicht herauszufallen. Auch
Schaukelstühle für Kinder gibt es und sind namentlich für solche
zu empfehlen, die spät und schlecht sitzen lernen, weil sie an eng=
lischer Krankheit gelitten haben.

Gegen **Ende des ersten Lebensjahres** stellen sich gesunde Kinder
selbständig in ihrem Bett auf und laufen am Bettgitter entlang.
Auch außerhalb des Bettes sind sie dauernd in Bewegung und sitzen
keinen Augenblick still. Dann bleibt nichts übrig — sofern man nicht
die Absicht und die Zeit hat, sie ständig herumzutragen — als sie in
eine Laufgitter zu setzen, in dem sie sich mit ihren Spielsachen
selbst beschäftigen und an dessen Wänden sie herumlaufen. Auch
Laufstühlchen gibt es, mit deren Hilfe sich Kinder, die noch nicht
allein laufen können, fortbewegen.

Hinsichtlich der **Spielsachen** sind die Ansprüche eines Kindes die
denkbar bescheidensten. Bei ihrer Auswahl bedenke man, daß Kinder
im ersten Lebensjahr alles in den Mund zu stecken pflegen. Infolge=
dessen verbietet sich alles Spielzeug, das scharfe oder spitze Ecken und
Kanten hat, ferner alles bemalte, dessen Farbe sich löst, und alles,
an dem sich Haare befinden. In Betracht kommen also im ersten
Lebensjahr hauptsächlich Hornringe, Klappern oder unbekleidete
Puppen aus Zelluloid; jenseits des ersten Lebensjahres:
Gummibälle, Holzpferdchen, Baukästen, „unzerreißbare" Bilderbücher,
späterhin erst die bekannten „Bären" und dergleichen Tiere.

Höher aber als alle Spielsachen schätzen viele Kinder den Zeitvertreib des
Daumenlutschens — eine außerordentlich verbreitete, schwer abzugewöhnende,
aber gesundheitlich ungefährliche Liebhaberei vieler Kinder bis in die Schulzeit
hinein.

Ein völlig entbehrliches Spielzeug ist der Gummischnuller.

Wie die Ernährung des **älteren Säuglings** beschaffen sein soll, ist schon früher gesagt worden (s. I. Teil). Er bekommt fünf Mahlzeiten, zuerst in vierstündigen Zwischenräumen. Aber vom 7. oder 8. Monat ab rückt man die Mahlzeiten mehr zusammen, so daß er gegen 7 Uhr abends die letzte erhält und dann ins Bett kommt, um bis zum nächsten Morgen durchzuschlafen. Der Tageslauf des Kindes im letzten Vierteljahr ist dann folgender:

Morgens zwischen 7 und 8 Uhr: erste Mahlzeit,

zwischen 9 und 10 Uhr: Bad, danach zweite Mahlzeit und im Anschluß an diese kommt es in den Wagen, wird ins Freie oder auf den Balkon geschoben und schläft mehrere Stunden.

Mittags um 2 Uhr: Mittagessen, danach wird es spazieren gefahren,

um 5 Uhr: vierte Mahlzeit,

um 7 Uhr: letzte Mahlzeit, danach wird es zu Bett gebracht.

Aus dieser Tageseinteilung ist schon ersichtlich, welch großen Wert wir auf den Aufenthalt im Freien und auf eine gewisse **Abhärtung** legen. Wir erblicken darin nicht nur das Mittel, um den Säugling stets bei gutem Appetit zu erhalten, ihm auch dauernd eine gesunde, frische Gesichtsfarbe zu verschaffen, sondern wissen vor allem aus langer und großer Erfahrung, daß es nichts gibt, was Erkältungen und Erkrankungen besser vorbeugt als der Aufenthalt in frischer, bewegter Luft. Das neugeborene Kind wird im Sommer etwa von der vierten Lebenswoche an und im Winter von der 8. Woche an ins Freie gebracht — im letzteren Fall zuerst an einem schönen, windstillen, sonnigen Tag, gut zugedeckt, die Hände unter der Decke, nötigenfalls mit einer Wärmflasche an den Füßen, einer Mütze auf dem Kopf, das Gesicht aber frei. Sobald es erst ein paar Tage über — anfangs nur kurze Zeit — auf dem Balkon gestanden hat, bleibt es bei jedem Wetter draußen, auch bei schlechtem. Nur wenn die Kälte so groß oder der Wind so scharf ist, daß auch ein Erwachsener nicht gern auf die Straße geht, läßt man das Kind im Zimmer.

Es ist unnötig, zu erwähnen, daß wir ein geheiztes Schlafzimmer — außer bei strenger Kälte — für einen Säugling für überflüssig erachten.

Diese Gewöhnung an die Außenluft und ihre Schwankungen ist die einzige Art von Abhärtung, die wir beim Kind für nutzbringend und ungefährlich halten. Von allen anderen — meist vom Erwachsenen auf das Kind übertragenen — Methoden kann man das nicht behaupten, insbesondere warnen wir vor der rücksichtslosen Anwendung des kalten Wassers in Gestalt von kühlen Bädern, kalten Duschen usw. Die Kinder, die hiermit „abgehärtet" werden, entwickeln sich später oft gerade zum Gegenteil von dem, was man erstrebte: statt unempfindlich gegen Temperatureinflüsse werden sie „anfällig", statt munter und frisch werden sie blaß und schwächlich, statt kräftig und dreist werden sie nervös, ängstlich, ja feige.

Im letzten Viertel des ersten Lebensjahres beginnt die **Erziehung zur Sauberkeit.** Die Entleerung der Blase (und des Darmes) erfolgt beim Kind ursprünglich unwillkürlich, auf Grund des Reizes, den die mit Harn gefüllte Blase bewirkt. Will man das Kind zur willkürlichen Entleerung seiner Base erziehen, so muß man mit dem Reiz der Blasenfüllung einen zweiten Reiz verbinden. Dann dauert es gar nicht lange, so genügt dieser zweite Reiz, um nunmehr willkürlich die Blasenentleerung herbeizuführen. Die Blase braucht dann gar nicht ganz voll zu sein.

Dieses Vorgehen setzt voraus, daß das Kind alt genug ist, um diese Hilfsreize zu verstehen und sie wieder zu erkennen. Das ist etwa mit ¾ Jahren der Fall. Außerdem muß es sich immer um genau dieselben Reize handeln, also um gewisse Laute, mit denen die Mutter das „Abhalten" des Kindes begleitet. Auch das Sitzen auf dem Topf bzw. das Gefühl des Topfrandes auf der Haut des Gesäßes stellt einen solchen Reiz dar. Diese Hilfsreize müssen sich — wie gesagt — mit dem ursprünglichen Reiz (d. h. der gefüllten Blase) verbinden. Aus Erfahrung weiß man, daß etwa 5—10 Minuten, nachdem das Kind die Flasche getrunken hat, die Blase so gefüllt ist, daß eine Harnentleerung erfolgt, und um diese Zeit muß man das Kind dann abhalten. Ebenso erfolgt bei den meisten Kindern die Stuhlentleerung meist immer um dieselbe Tageszeit.

Das Sauberwerden geht bei manchen Kindern schnell, bei manchen langsam. Wenn sie in der ersten Zeit noch wenig Verständnis für die Bemühungen der Mutter zeigen, so schadet das nichts. Man halte sie auch nicht zu lange ab; sobald sie zu spielen anfangen, ist ein Erfolg nicht mehr zu erhoffen, und man fange dann nach der nächsten Mahlzeit von neuem an.

Ist die „Stubenreinheit" erzielt, so erfährt der Tageslauf des Kindes eine wesentliche Änderung. Das morgendliche Reinigungsbad kann jetzt wegfallen und damit wird viel Zeit gespart. Die Kinder haben inzwischen auch laufen gelernt, und **sind 1¼ bis 1½ Jahr alt** geworden. Sie kommen gleich nach dem zweiten Frühstück ins Freie, gehen spazieren oder spielen mit gleichalterigen Kameraden. Ihre Schlafenszeit wird vom Vormittag auf die Zeit nach dem Mittagessen verlegt. Ein oder zweimal in der Woche werden sie gebadet, aber nunmehr des Abends, im übrigen werden sie morgens und abends von oben bis unten gewaschen.

Ihre Ernährung nähert sich immer mehr derjenigen der älteren Kinder, ihre Kleidung und Wartung erfordert nichts Besonderes mehr. Nur zweierlei mag hervorgehoben werden: erstens bekümmert viele Eltern, daß ihre Kinder sich des Nachts bloßstrampeln. Dem beugt man am besten durch einen Schlafanzug nach Art einer Hemdhose vor.

Zweitens zeigt sich bei manchen Kindern, daß sie beim Laufen schnell ermüden. Sie wollen nach kurzer Zeit nicht mehr gehen, sondern wollen getragen oder gefahren werden. Das liegt entweder daran, daß sie Plattfüße haben, oder daß sie Stiefel tragen, in denen sie auftreten wie mit Plattfüßen. Kinder in dem Alter, in dem sie viel herumlaufen, dürfen keine Sandalen oder absatzlose Schuhe tragen, sondern müssen feste Stiefel mit breiten, etwa 1 cm hohen Absätzen haben.

In demselben Jahr, in dem ein Kind sein erstes Lebensjahr vollendet, muß es **geimpft** werden. Es ist nicht überflüssig, die Impfung hier zu erwähnen. Sie ist der beste Schutz, den es gegen die Pocken gibt. Sie beruht auf der alten Erfahrung, daß das Pockengift — wenn es durch den Tierkörper geht — so abgeschwächt wird, daß es für den Menschen nicht mehr giftig ist, im Gegenteil, ihm Schutz vor den Pocken verleiht. Früher wurden die Kinder mit dem Inhalt aufgegangener Impfpusteln anderer Kinder geimpft. Dabei konnten ihnen natürlich mancherlei andere Krankheiten mit übertragen werden. Jetzt wird mit dem Inhalt von Impfpusteln gesunder Kälber geimpft (Kuhpockenlymphe). Etwa 8—10 Tage nach der Impfung bildet sich eine Rötung um die Impfstellen, die Impfschnitte selbst werden zu gelben Pusteln, die Kinder sind dabei unruhig, viele fiebern, nach zwei oder drei Tagen tritt aber wieder Wohlbefinden ein, die Pusteln trocknen ein und fallen schließlich ab. Ist die Entzündung sehr stark, so kann man feuchte Umschläge mit essigsaurer Tonerde machen, oder Salbe (Byrolin) auf die Pusteln und die Umgebung tun und einen Verband um die Achsel legen. Unter allen Umständen sind die Kinder am Kratzen zu hindern. Ob im übrigen eine Impfung sich lohnt als Schutz gegen die Pocken, davon dürfte jetzt nach den Erfahrungen der Kriegszeit auch wohl jeder Laie überzeugt sein.

B. Die Pflege kranker Kinder.

VII. Allgemeine Maßregeln bei der Pflege kranker Kinder.

Wenn bei einem kranken Kinde ärztliche Eingriffe vorgenommen werden sollen, muß der betreffende Körperteil erst keimfrei gemacht — desinfiziert — werden.

Bei kleineren Eingriffen, z. B. beim Einspritzen von Kampfer-, Koffein- oder Morphiumlösung genügt es, die Umgebung der Stelle, an der man einstechen will, mit einem Wattebausch, der mit Äther, Benzin, Alkohol (Brennspiritus) getränkt ist, kräftig abzureiben. Dann hebt man eine Hautfalte hoch, sticht ein und spritzt die Lösung in das lockere Gewebe zwischen Haut und Muskeln (meist an der Außenseite der Oberschenkel oder Unterarme, der Brust oder der Gegend zwischen den Schulterblättern). Die Einstichöffnung wird mit Zinkoxydpflaster verklebt.

Bei größeren Eingriffen wird die Körperstelle 5 Minuten mit abgekochtem Wasser und Seife gewaschen, dann getrocknet und weitere 5 Minuten mit Alkohol und ebenso lange mit Sublimatlösung gewaschen. Bei eiligen Operationen (Luftröhrenschnitt) wird sie mit Jodtinktur oder 5%igen Thymolspiritus bepinselt.

Die Instrumente werden mit Sodalösung 10 Minuten lang ausgekocht, dann in kalter Karbollösung aufbewahrt. (Nicht in Sublimat, sonst werden sie schwarz.)

Die Verbandstoffe werden in besonderen „Trommeln" in strömendem Wasserdampf keimfrei gemacht. Gebrauchte Verbandstoffe werden gekocht, gewaschen und wieder sterilisiert, mit Eiter beschmutzte werden verbrannt.

Sublimatlösung: 1 Pastille auf 1000—5000 g Wasser.
Karbollösung: 30 g verflüssigte Karbolsäure auf 1 Liter Wasser.

Zu den oben erwähnten Einspritzungen werden meist kleine, 1 ccm fassende Pravazspritzen benutzt, die an ihrem Stempel eine Einteilung in 10 Teile tragen, und deren Stempelkolben aus Leder besteht. Auf die Spritze wird kurz vor dem Gebrauch die Hohlnadel — Kanüle — aufgesetzt. Diese Art Spritzen dürfen nicht ausgekocht werden. Man macht sie keimfrei durch mehrstündiges Liegenlassen in 3 %igem Karbolwasser, das kurz vor dem Gebrauch durch mehrmaliges Durchspritzen mit abgekochtem Wasser entfernt wird. Nur die Hohlnadel wird ausgekocht. Um sie durchgängig zu erhalten, muß ständig ein (eingefetteter) Drahtfaden in ihr enthalten sein.

Zu größeren Einspritzungen (Diphtherieheilserum) werden Rekordspritzen verwendet. Bei diesen besteht der Stempel und der

Stempelkolben aus Metall, der Spritzenzylinder aus Glas. Zum Desinfizieren wird die Spritze ausgekocht, nachdem sie vorher auseinandergenommen ist. Unterbleibt das letztere, so sprengt der Metallkolben den Glaszylinder.

Bei allen Einspritzungen müssen vor dem Einstechen die Luft=blasen, die beim Aufziehen der Arznei mit in die Spritze gelangt sind, entfernt werden. Man hält dazu die Spritze senkrecht mit der Kanüle nach oben, dann steigt die Luftblase ebenfalls nach oben und kann durch leichten Druck am Spritzenstempel entfernt werden.

Besondere Beachtung ist den **Ausscheidungen kranker Kinder** zu schenken: dem Auswurf, Stuhlgang, Harn und den Absonde=rungen aus eiternden Wunden oder Ausschlägen.

Die Auswurfstoffe werden in besonderen Gefäßen aufge=fangen, die mit Sublimatlösung oder Lysollösung gefüllt sind. Nach=dem sie mindestens zwei Stunden mit der desinfizierenden Lösung in Berührung gewesen sind, dürfen sie in den Abort geschüttet werden.

Stuhlgang und Harn (z. B. von Typhus= und Tuberkulose=kranken) werden im Stechbecken (Unterschieber) oder Harnglas ge=sammelt und für einige Stunden mit der gleichen Menge Karbol= oder Lysollösung oder Kalkmilch übergossen und danach erst be=seitigt.

Lysollösung: 10 g Lysol auf 1 Liter Wasser.
Kalkmilch: 1 Liter frischgebrannten Kalkpulvers wird mit 3 Liter Wasser
             verrührt. Vor dem Gebrauch stets umrühren.

Die Verbände von eiternden oder jauchigen Wunden werden verbrannt. Die Leibwäsche von Kindern mit Ausschlägen oder über=tragbaren Hautkrankheiten, sowie auch die Bettwäsche (bei Syphilis, Tripper, Furunkulose, Schälblasen, Masern, Scharlach usw.) wird im Krankenhaus auf 24 Stunden in Lysollösung gesteckt und dann erst in die Wäsche gegeben. Nach Entlassung des Kindes oder nach etwaigem Tode werden die Bettgestelle mit Kresolseifenlösung (10 g auf 1 Liter Wasser) und Bürste abgewaschen, die Matratzen und Kopfkissen im Desinfektionsapparat keimfrei gemacht und danach 24 Stunden in die frische Luft gelegt.

Im Privathaus wird mit der Wäsche ebenso verfahren. Alle sonstigen Gegenstände (Betten, Matratzen, Kleidungsstücke) werden im Zimmer, in dem das kranke Kind gelegen hat, gelassen und bei der Desinfektion des Zimmers (durch den staatlich geprüften Des=infektor) mit Formalindämpfen mitdesinfiziert. Der Fußboden wird danach mit Lysollösung aufgewaschen, die Tapeten durch Abreiben mit Brot gesäubert. Eßgeschirre, Messer, Gabel und Löffel mit 1%iger Formaldehydlösung abgerieben, soweit sie nicht ausgekocht werden können. Spielsachen und Bilderbücher werden verbrannt.

Genaue Vorschriften, ob und inwieweit im einzelnen Falle desinfiziert werden soll, sind jedesmal vom Arzt zu erbitten.

VIII. Die Beobachtung kranker Kinder.

Die Aufgabe einer Mutter, Pflegerin oder Schwester, welche bei kranken Kindern tätig ist, ist in einer bestimmten Beziehung verschieden von der Aufgabe derjenigen, die erwachsene Kranke pflegt. Erwachsene sind selber imstande, den Ärzten Auskunft zu geben, wie es ihnen geht, aber bei Kindern richtet der Arzt diese Frage an die Schwester. Die Beobachtung der Schwester muß also teilweise die Auskunft des Kranken ersetzen, und daher ist es von großer Wichtigkeit, daß eine Schwester sich die Gabe der Beobachtung aneignet.

Außerdem treten Verschlimmerungen des Zustandes bei Kindern viel schneller und viel stärker auf als bei Erwachsenen. In solchem Falle ist eine Schwester gezwungen, einmal selbständig zu handeln, so z. B. gelegentlich der Nachtwachen oder, wenn ein Arzt nicht gleich zu beschaffen ist. Dann bewährt sich immer die Erfahrung, welche auf Grund guter Beobachtung gewonnen ist. Beim Trockenlegen des Kindes, beim Anziehen desselben und beim Baden kann man eine große Menge von Erscheinungen beobachten, deren Kenntnis in bestimmten Fällen von außerordentlichem Nutzen ist und namentlich für den Arzt große Bedeutung besitzt. Diese Beobachtungsgabe eignet man sich am besten dadurch an, daß man es sich zur Pflicht macht, jedes Kind, nachdem es entkleidet ist, erst einen Augenblick in Ruhe anzusehen. Man beobachtet dann eine ganze Menge, von dem im folgenden nur einzelnes hervorgehoben werden soll.

Zuerst die Hautfarbe des Kindes. Die Haut eines neugeborenen Kindes ist satt rot gefärbt. Nach einigen Tagen tritt zumeist die Gelbsucht auf und die Haut nimmt einen dementsprechenden Ton an. Wenn diese wieder geschwunden ist, erscheint die Haut bei weitem nicht mehr so rot gefärbt, als es vorher der Fall gewesen ist. Immerhin ist es eine Eigentümlichkeit des gesunden Brustkindes, daß es eine sehr schöne frische Farbe hat; erst wenn Brustkinder lange Zeit ausschließlich mit Frauenmilch ernährt worden sind, wenn sie also etwa ein ganzes Jahr lang gestillt wurden, verschwindet allmählich der frische Farbenton der Haut. Anders dagegen beim kranken Kinde.

Sobald ein Kind krank wird, wird es blaß. Auch wenn ein Brustkind krank wird, verliert es seine frische Farbe. Am schlechtesten ist das Aussehen derjenigen Kinder, die an schweren Ernährungsstörungen oder langdauernden Krankheiten, z. B. Tuberkulose, erkranken. Hier geht die Blässe des Kindes in ein tiefes Grau über.

Wenn sich der Zustand noch weiter verschlimmert, sieht man, wie die Haut geradezu einen bläulichen Ton annimmt, am stärksten immer in der Gegend der Stirn und der Schläfen.

Auch bei Kindern, die von akuten, d. h. also von plötzlich einsetzenden Krankheiten befallen werden, sieht man zuweilen eine leicht bläuliche Färbung der Haut, die mit Vorliebe an den Lippen des Kindes und an der Nase zu bemerken ist. Diese Färbung nennt man Cyanose. Sie ist bedingt durch Herzschwäche des Kindes.

Bei Kindern, welchen neben der Milch auch Gemüse zugeführt wird, namentlich Mohrrüben, tritt sehr häufig, und zwar zuerst an der Nasenspitze, eine leicht gelbliche Verfärbung ein. Auch die Verfütterung von Eiern pflegt dieselbe Färbung zu bewirken.

Bei allen diesen Zuständen, bei denen sich die äußere Haut des Kindes verändert, bleiben die Schleimhäute, also z. B. die Lippen des Kindes, unbeteiligt. Wenn auch diese erblassen, pflegt es sich um wirkliche Blutarmut zu handeln.

Die Zunge eines Kindes ist in normalem Zustande blaßrot gefärbt und feucht. Wenn Kinder krank werden, z. B. eine Ernährungsstörung bekommen, zeigt sich schon sehr frühzeitig eine stärkere Rötung der Zunge, namentlich der Zungenspitze. Wenn die Erkrankung weiter geht, sieht man, daß nicht nur die Rötung zunimmt, sondern daß die Zunge auch ihren Feuchtigkeitsgehalt verliert, trocken wird und klebrig. Bei schweren, langdauernden Fieberzuständen findet man einen grauweißen, oft sehr dicken Belag auf der Zunge. Ein sehr häufiges Vorkommnis, ebenfalls sich wiederum nur bei kranken Kindern findend, ist der schon erwähnte Soor, im Volksmunde Schwämmchen (auch Schule oder Voß) genannt. Es sind kleine, weiße, zusammenhängende Kolonien eines bestimmten Pilzes. Nicht zu verwechseln damit ist die Landkartenzunge der Kinder (Lingua geographica), die eine harmlose Erscheinung darstellt und einer Behandlung nicht bedarf, überhaupt irgend eine Berücksichtigung nicht zu finden braucht, für den Arzt aber ein außerordentlich wichtiges Symptom darstellt.

In schweren Krankheitszuständen werden die Lippen des Kindes trocken, belegt und rissig. Bei neugeborenen Kindern ist das Lippenrot oft geschwollen und vorgewulstet. Es handelt sich aber hier um einen normalen Zustand. Sehr wichtig ist, zu wissen, daß tiefe Einrisse in den Lippen, namentlich solche, die über das Lippenrot hinweg noch bis in die Haut gehen, ein Symptom der Syphilis sind.

Die Augen des Kindes erfordern, namentlich in den ersten Tagen, eine besondere Beaufsichtigung. Es ist schon erwähnt, daß jedem Kinde sofort nach der Geburt etwas Höllensteinlösung ins Auge geträufelt werden muß. Gelegentlich vergißt eine Hebamme dies einmal oder ihre Höllensteinlösung ist nicht mehr sehr wirksam. Dann

kann es zur Blennorrhöe des Kindes kommen, die sich durch eine
starke Eiterung des Auges verrät. Oder aber es kann vorkommen,
daß durch die Höllensteinlösung selbst die Augenbindehaut etwas ge=
reizt wird und es dadurch zur Eiterabsonderung kommt. Der Höllen=
stein und die damit benetzten Teile der Haut werden durch das
Tageslicht bräunlich gefärbt; es ist also nichts Gefährliches, wenn die
Augenränder eines Neugeborenen etwas schwärzlich sind.

Bei kranken Kindern ist die Beobachtung der Augen ziemlich
wertvoll, denn mit fortschreitender Verschlechterung des Zustandes
verlieren die Augen ihren Glanz, der Lidschlag wird seltener, das
unwillkürliche Schließen der Augenlider, wenn man das Weiße des
Auges berührt (der sogenannte „Hornhautreflex"), wird weniger prompt.
Der Zustand der Augen bildet also einen ganz guten Maßstab für den
des ganzen Körpers. Durch den seltenen Lidschlag entzünden sich die
Augen, das Weiße füllt sich mit zahlreichen kleinen Aderchen, ja es
entstehen auf dem Auge Geschwüre. Diese Zustände erfordern die
volle Aufmerksamkeit einer Pflegerin; denn das Fortschreiten eines
solchen Zustandes geht beim Kinde viel schneller als beim Erwachsenen,
und es ist schon oft vorgekommen, daß ein schwerkrankes Kind noch
am Leben erhalten wurde, daß aber sein Augenlicht verloren ging,
weil man zu wenig Sorge für seine Augen getragen hatte.

Mitten auf dem Stirnschädel des Kindes befindet sich eine
Knochenlücke: die sogenannte große Fontanelle, deren Beobachtung
gleichfalls großes Interesse bietet. Sie findet sich bei allen Kindern
in mehr oder minder großer Ausdehnung. Sie ist am größten nach
der Geburt und verkleinert sich dann langsam, um kurz nach dem
Schluß des ersten Lebensjahres vollkommen zu verschwinden. Unter
normalen Umständen ist sie für das Auge nicht sichtbar, sondern
läßt sich nur mit dem Finger abgrenzen, aber bei schwer kranken
Kindern, namentlich bei solchen, die an Durchfall gelitten haben,
bei denen also der Körper viel Wasser verloren hat, sinkt die Fonta=
nelle ein. Andererseits, wenn der Wassergehalt des Schädels steigt,
also z. B. bei Wasserkopf oder bei Gehirnhautentzündung, wölbt sich
die Fontanelle vor.

Von der Fontanelle aus laufen nach verschiedenen Richtungen
hin die Schädelnähte, d. h. die Grenzlinien, an denen die einzelnen
Schädelknochen zusammenstoßen. Solche Schädelnähte gibt es auch
am Hinterkopf und an den Seiten des Schädels, sie sind bei normalen
Kindern ziemlich schwer abzutasten. Wenn es sich aber um Zustände
handelt wie die genannten, also z. B. bei Wasserkopf, dann kann
man beim Betasten des Schädels, wozu man ja beim Baden des
Kindes und beim Säubern des Kopfes Gelegenheit hat, feststellen, daß
diese Schädelnähte wieder weich werden und zu klaffen anfangen.

Ein sehr wichtiges Symptom ist das Weichwerden des Hinter=
schädels bei Kindern, die sich im zweiten Lebenshalbjahre be=
finden. Es ist das die sogenannte Kraniotabes, eines der ersten
Symptome der „englischen Krankheit", das, wenn es frühzeitig genug
entdeckt wird, die Möglichkeit bietet, ein wirkliches Ausbrechen der
Krankheit überhaupt zu verhüten. Bei solchen Kindern findet sich
übrigens auch ein starkes Schwitzen am Hinterkopf.

Die Verbildungen des Kopfes, die man sehr häufig bei Kindern
findet, sind auf die Lagerung zurückzuführen und sind für späterhin
bedeutungslos. Es mag hier, wo vom Schädel des Kindes die Rede
ist, noch daran erinnert werden, daß manche Mittelohrentzündungen
zuerst dadurch entdeckt werden, daß Säuglinge beim Waschen des
Kopfes bzw. beim Säubern der Ohren Schmerzen äußern.

Wenn man nun ein Kind beobachtet, so kann man nicht nur
eine Menge sehen, sondern auch hören. Man hört z. B. das eigen=
tümliche trockene Schniefen der Kinder mit angeborener Syphilis,
man hört auch die röchelnde Atmung und das Schnarchen der Kinder,
die irgendwelche Hindernisse in den oberen Luftwegen haben, sei es,
daß sie am Schnupfen erkrankt sind oder vergrößerte Rachenmandeln
haben oder an Entzündungen der Luftröhre oder der Lunge selbst
leiden. Die Atmung eines Kindes geht normalerweise schneller als
die des Erwachsenen. Sobald die Atmung eines Säuglings mühe=
voller wird, treten Einziehungen auf, entweder am Halse oder am
Ansatz des Zwerchfelles, also in der Gegend der unteren Rippen.

Bei schweren Ernährungsstörungen der Säuglinge wird die
Atmung oft auffallend tief. Das Kind atmet beschleunigt, und
außerdem haben die einzelnen Atemzüge eine abnorme Länge.
Das ist die sogenannte große Atmung. Bei Kindern mit Erkrankungen
des Gehirns beobachtet man eine andere Eigentümlichkeit des Atmens.
Die Atmung ist erst ganz leise, wird stärker und schwillt immer mehr an,
um dann langsam wieder abzuklingen und für einige Augenblicke ganz
aufzuhören; das ist das Cheyne=Stokessche Atmen. Es ist oft von
einem gewissen Interesse für den Arzt, zu erfahren, wann bei einem
Kinde diese eigentümlichen Atmungsphänomene einsetzen. Deshalb
ist es gut, wenn eine Schwester darüber etwas Bescheid weiß.

Daß man bei frühgeborenen Kindern eine eigentümliche Atmungs=
veränderung, die sogenannte Asphyxie, beobachtet, ist schon früher
erwähnt (S. 59). Ein sehr häufiges Vorkommnis ist der Stimm=
ritzenkrampf, lange, krähende oder ziehende Atemzüge, bei denen
das Kind den Eindruck macht, als wenn es ersticken wollte. Dieser
Stimmritzenkrampf, bei dem es tatsächlich zuweilen zum Tod der
Kinder kommt, ist ein sehr wichtiges Symptom bei Kindern, die zu
Krämpfen neigen.

Auch am Bauch des Kindes lassen sich eine Menge Beobach=
tungen machen. Normalerweise sind die Bauchdecken von einer ge=
wissen Straffheit, sie liegen in Höhe des Brustkorbes, die Haut selbst
ist gut durchfeuchtet und läßt sich nicht von dem darunter liegenden
Gewebe abheben. Das ändert sich sofort, wenn ein Kind an einer
Ernährungsstörung erkrankt. Die Bauchdecken werden dann dünner,
und je schwerer die Krankheitserscheinungen sind, um so mehr ver=
ändert sich der Grad der Spannung der Bauchdecken, sie werden
papierdünn, aufgetrieben (meteoristisch), die Umrisse der darunter be=
findlichen Därme zeichnen sich ab, die Blutadern in der Haut treten
hervor, und wenn man die Haut in Falten hochhebt, so bleiben diese
Falten längere Zeit stehen.

Von den Bauchbrüchen ist bereits früher der Nabelbruch er=
wähnt worden. Es kommen außerdem noch in den beiden seitlichen
unteren Teilen des Bauches Leistenbrüche und Schenkelbrüche vor.
An der Grenze zwischen Bauch und Oberschenkel liegt das Leisten=
band. Unterhalb desselben sieht und fühlt man bei kranken Kindern
eine Menge harter, kleiner Knötchen, sogenannter Lymphdrüsen.

An den Gliedern des Kindes macht sich vor allem eine etwaige
Abmagerung sehr stark bemerkbar, namentlich wird das innere Drei=
eck, welches sich unter dem Leistenbande an den Oberschenkeln be=
findet, am allerersten von der Abmagerung befallen; aber auch sonst
sind Arme und Beine bei Kindern, die krank sind oder gewesen sind,
noch lange Zeit hindurch sehr mager. Gelegentlich findet sich einmal
das Gegenteil, nämlich abnorme Schwellungen, die an dem Fuß=
rücken, dann aber auch über dem Schienbein und in schweren Fällen
noch höher hinauf, z. B. am Kreuz des Kindes, auftreten. Es ist
dies Hautwassersucht (Ödem).

Eine ganz charakteristische Stellung der Arme haben gesunde
Kinder in den ersten Monaten ihres Lebens; sie schlafen, indem sie
die Arme im Ellenbogengelenk gebeugt halten und nach oben und
außen drehen, so daß die Hände zu beiden Seiten des Kopfes zu
liegen kommen. Wenn bei jungen Kindern dauernd diese Stellung
der Hände fehlt oder nur auf der einen Seite vorhanden ist, so tut
man gut, sich zu vergewissern, ob nicht die sogenannte Geburts=
lähmung vorliegt. Auch bei Kindern mit Syphilis beobachtet man
zuweilen eine (scheinbare) Lähmung des Armes (Parrotsche
Paralyse).

Sehr wichtig ist die Kenntnis der eigentümlichen Handstellung,
die sich bei Kindern findet, die an Krämpfen leiden, und die man
als Geburtshelfershand bezeichnet, die übrigens auch an den
Füßen sich finden kann.

Bei Kindern mit englischer Krankheit (Rachitis) kommt es sehr häufig zu Anschwellungen der unteren Enden der Unterarmknochen und der Unterschenkelknochen, zu Epiphysenschwellungen, im Volksmund „doppelte Glieder" genannt.

Am ersten in die Augen springend sind die mannigfachen Erkrankungen der Haut, der Gneis auf dem Schädel, der Milchschorf im Gesicht und die in den Gelenkbeugen und am Gesäß sich findenden Ausschläge (Ekzeme). Es mag hier nur betont sein, daß nicht alles davon auf eine mangelhafte Pflege geschoben werden darf, sondern mehr oder minder stehen diese Hautausschläge in Beziehung zu einer angeborenen Neigung zu Hauterkrankungen, oft auch zu einer fehlerhaft geleiteten Ernährung des Kindes, sei es, daß diese eine Überernährung oder eine allzu einseitige Ernährung ist.

IX. Krämpfe und plötzliche Herzschwäche.

Krämpfe treten beim Kinde viel häufiger auf als beim Erwachsenen. Sie finden sich z. B. bei einzelnen Kindern im Fieberanstieg oder im Anschluß an den bereits erwähnten Stimmritzenkrampf, aber auch noch weiter bei verschiedenen anderen Krankheiten, bei Epilepsie, Gehirnerkrankungen usw.

Neben der Behandlung der Krämpfe erfordert eine beinahe noch viel größere Aufmerksamkeit die Beobachtung des Kindes im Krampfanfall. Man muß Obacht geben darauf, ob es sich um einen Anfall handelt, der in Gestalt von Zuckungen auftritt oder in einer Starre des ganzen Körpers besteht. Ferner ist wichtig, festzustellen, ob Bewußtlosigkeit vorhanden ist, was man durch Anrufen des Kranken oder durch Kneifen in den Arm oder das Bein feststellen kann. Bei vielen Krämpfen besteht eine ganz bestimmte Blickrichtung der Augen. Die Dauer des Krampfanfalles ist nach der Uhr festzustellen. Ebenso ist anzugeben, welche Seite des Gesichts gezuckt hat und welcher Arm und welches Bein beteiligt war. Häufig gehen auch die Krämpfe von krampfhaften Zuckungen zur Starre über oder umgekehrt. Bei gewissen Krämpfen tritt nach dem Anfall tiefer, röchelnder Schlaf ein. Stuhlgang und Urin werden unwillkürlich gelassen. Wer viel Kinder mit Krämpfen beobachtet hat, wird auch bemerkt haben, daß die Pupillen des Kindes im Anfall starr und reaktionslos sind.

Die Behandlung eines solchen Krampfanfalls beschränkt sich für eine Schwester oder Pflegerin ausschließlich darauf, den Kranken vor Verletzungen zu schützen. Man lagert ihn infolgedessen so, daß er nicht aus dem Bett fallen und sich schlagen kann. Man schiebt ihm, wenn es sich um ein Kind handelt, das bereits Zähne hat,

ein zusammengedrehtes Tuch zwischen die Kiefer, um einen Zungen=
biß zu verhindern, und man lockert ihm die Kleidung am Hals.
Irgend ein Mittel, einen ausgebrochenen Krampfanfall sicher zum
Aufhören zu bringen, kennen wir nicht. Jeder Krampf hört nach
einer gewissen Zeit wieder auf. Außerdem gehört ein Tod im
Krampfanfall zu den größten Seltenheiten, so daß auch aus diesem
Grunde auf die Behandlung viel weniger Wert zu legen ist als auf
die Beobachtung und Feststellung, in welcher Weise der Krampfanfall
verlaufen ist.

Aber bei jedem Krampfanfall ist sofort ein Arzt zu be=
nachrichtigen.

Das Gesagte bezieht sich natürlich nur auf die Fälle, in denen
Kinder zum ersten Male Krämpfe bekommen. Wo es sich um Kinder
handelt, die schon öfter daran litten, gelten die Anordnungen des
behandelnden Arztes.

Noch ein zweiter Zustand erfordert ein selbständiges Handeln
der Schwester, das ist die plötzlich auftretende Herzschwäche
(Kollaps). Bei schwer kranken Kindern verändert sich mit einem
Male ihr Äußeres. Die Haut wird grau, das Kind wird unruhig,
verfällt in eintöniges, andauerndes Schreien, hat einen ängst=
lichen Blick, meistens auch Schielen der Augen, Cyanose im
Gesicht, Kälte der Nasenspitze und der Glieder, starkes Aufge=
triebensein des Leibes (Meteorismus). Dies alles sind Zeichen des
Kollapses, der bedingt ist durch plötzliches Nachlassen der Herzkraft.

Beim geringsten Verdacht darauf ist der Arzt zu benachrichtigen.
Bis dieser eintrifft, ist die Schwester berechtigt, dem Kinde eine
Spritze Kampfer zu geben und von anderen belebenden Mitteln
Gebrauch zu machen. Dazu gehört das Herumtragen des Kindes
oder ein kurzes, heißes Bad mit kräftiger kalter Übergießung. Besser
noch ist es, man macht dem Kinde einen Senfwickel, legt ihm hinterher
Wärmflaschen an die Seite und gibt ihm erwärmende Getränke
wie Tee, bei älteren Kindern auch einen Teelöffel Wein.

X. Klistiere.

Klistiere werden beim Säugling angewendet:

1. um Nahrung oder Medikamente in den Darm zu bringen,
2. um den Darm zu entleeren.

Man verwendet dazu Hartgummispritzen, die etwa 25 oder 50 ccm
Flüssigkeit fassen. Auf die Spitze der Spritze setzt man einen finger=
langen Gummiansatz und bestreicht ihn mit Öl, damit er leicht in
den Darm hineingleitet. Trotzdem pressen fast alle Kinder, wenn
man den Ansatz einführt. Man legt sie daher zweckmäßig auf die

linke Seite, hält die Spritze in der rechten Hand und drückt mit der linken die Gesäßfalten der Kinder kräftig aneinander.

Die Mittel, die so eingeführt werden, sind physiologische Kochsalzlösung, Frauenmilch, Chloralhydratlösung u. a. Bei letzterer hält man die Gesäßfalten so lange zusammen, bis das Kind eingeschlafen ist, was gewöhnlich nicht lange auf sich warten läßt.

Die Klistiere, die den Darm entleeren sollen, werden entweder auch mit der erwähnten Klistierspritze vorgenommen oder mit einer kleinen, vollkommen aus Gummi bestehenden Ballonspritze. Um Stuhlgang zu erzeugen, genügt es oft schon, 50 ccm warmen Kamillentee einzuspritzen. In schwereren Fällen nimmt man statt Kamillentee gewöhnliches kaltes Wasser. Die Kälte wirkt als Reiz auf den Darm und führt zur Stuhlentleerung. Statt des Wassers kann man auch dieselbe Menge warmen Olivenöls nehmen. Am sichersten wirken Glyzerinklistiere: je ein Eßlöffel Glyzerin und Wasser gemischt und vermittels der Ballonspritze eingeführt.

Will man größere Mengen Flüssigkeit in den Darm einführen (als sogenannte hohe Darmeinläufe) oder den Darm gründlicher entleeren, so verwendet man Darmsonden oder Darmrohre. Diese Eingriffe werden jedoch einer Schwester kaum jemals selbst überlassen, aber sie muß dieselben vorbereiten. Deshalb beschreiben wir sie hier: Zum Zweck der Darmspülung fügt man an die Darmsonde ein fingerlanges Verbindungsstück aus Glas, an dieses wieder einen etwa ½ m langen Gummischlauch und setzt auf diesen einen Glastrichter. Das Kind wird auf einen Tisch gelegt, der Oberkörper wird in warme Tücher eingewickelt, der Unterkörper bleibt frei und ruht auf einem Stück Gummituch oder Billrothbatist, welches vom Tisch herab in einen Eimer hängt. Die Sonde wird nun langsam Stück für Stück, jedesmal wenn das Kind einen Atemzug tut, vorgeschoben, und vermittels körperwarmen Wassers wird der Darm leer gespült. Das letzte ablaufende Wasser muß ganz klar sein.

XI. Magenspülung und Sondenfütterung.

Zur Magenspülung benutzt man ein ähnliches Instrumentarium wie zur Darmspülung: eine Sonde mit Schaltstück, Gummischlauch und Trichter, ferner einen Eimer, wasserdichte Unterlage und körperwarmes Wasser. Die Magensonde ist aber etwas dünner als die Darmsonde (sog. Nelaton=Katheter).

Der Säugling wird gut eingepackt, da er während der Spülung meist Kot und Harn entleert. Er wird entweder auf einen Tisch gelegt oder der Schwester auf den Schoß gesetzt. Man nimmt seinen Kopf genau in die Mitte und führt langsam, aber unbesorgt die an der Spitze angefeuchtete oder eingeölte Sonde ein. Mit dem Augenblick, wo sie in den Magen tritt, hört man durch das Sondenfenster Luft entweichen. Nun schüttet man warmes Wasser in den Trichter und läßt es einlaufen. Sobald der Trichter leer ist, senkt man ihn unter die Höhe des Tisches und hebert das Wasser nebst dem Magen=

inhalt wieder aus. Das wiederholt man so lange, bis das Spülwasser klar abläuft.

Bei der Sondenfütterung benutzt man ebenfalls Sonde und Trichter, schaltet jedoch einen etwas kürzeren Schlauch dazwischen. Das Herausziehen der Sonde muß schnell geschehen, da sonst ein Brechreiz ausgelöst wird.

Bei Kindern mit Kieferklemme (z. B. bei Starrkrampf) führt man die Sonde durch ein Nasenloch ein.

XII. Bäder usw. für kranke Kinder.

Neben dem täglichen Reinigungsbad für das Kind kennen wir noch eine ganze Anzahl anderer Bäder, die bei kranken Kindern Verwendung finden:

a) Zuerst heiße kurze Bäder. Sie wirken stark anregend und belebend und werden daher bei kollabierten Säuglingen angewendet. Sie wirken auch erwärmend und werden infolgedessen bei frühgeborenen Kindern gebraucht, sowie bei solchen, die stark abgekühlt sind.

Wo es nicht möglich ist, schnell ein Bad zu bereiten, erreicht man dieselbe Wirkung mit schnell gewechselten Einwicklungen in trockne oder feuchte heiße Tücher.

Will man nur auf eine kleine bestimmte Körperstelle einwirken, so nimmt man heiße Breiumschläge (Kataplasmen) oder Thermophore. Auch Wärmflaschen dienen diesem Zweck.

b) Umgekehrt wirken kühle, längerdauernde Bäder beruhigend und temperaturherabsetzend. Sie werden also angewendet bei hochfiebernden Kindern und solchen, die sehr unruhig sind.

Die Stelle von Bädern können kalte Packungen vertreten.

Für umschriebene Körperstellen benutzt man kalte Kompressen oder Eisbeutel.

a) Heiße und erregende Bäder.

Zu einem **heißen** Bad legt man zuerst die angewärmte Wäsche bereit, dann läßt man ein Bad von 35° C einlaufen und tut in dieses den Säugling. Danach erst läßt man vom Fußende des Kindes her heißes Wasser hinzuströmen, bis die Temperatur des Bades 40° C erreicht. Nun wird der Säugling kräftig abgerieben. Dann hebt man ihn an, läßt ihm ein halbes Glas kaltes Wasser über die Brust laufen, daß er erschrickt und kräftig aufschreit, taucht ihn noch einmal ein und hebt ihn dann heraus, um ihn abzutrocknen. Im feuchtwarmen Badetuch eingewickelt, legt man ihn ins Bett, wo er zumeist sehr bald einschläft. Nach dem Erwachen zieht man ihn fertig an.

Zu heißen **Einwicklungen** taucht man ein der Größe des Kindes entsprechendes Laken in etwa 40° heißes Wasser, wringt es aus, bis es nicht mehr tropft, und wickelt das Kind vom Hals bis über die Zehen hinein. Darüber schlägt man ein dickeres wollenes Tuch. Nach 10 Minuten breitet man ein zweites heißes Laken aus, wickelt das Kind aus der ersten Einwicklung aus und sofort in das zweite Laken ein. Dies setzt man eine ganze Stunde lang fort, dann zieht man das Kind an, legt es ins Bett und läßt es ruhen. Nach Verlauf einer Stunde mißt man seine Temperatur und wiederholt, wenn es immer noch abgekühlt ist, die Einwicklungen so lange, bis seine Temperatur normal ist.

Hat man kein heißes Wasser zur Hand, so hängt man trockene Tücher über die Heizung und wickelt das Kind in diese ein.

Thermophore sind rechteckige flache Gummibeutel, in denen sich ein Stoff befindet, der, wenn er ausgekocht ist, stundenlang warm bleibt.

Breiumschläge (Kataplasmen) werden hergestellt, indem man Leinsamen oder Hafergrütze zu einem dicken Brei kocht und diesen auf ein Tuch schüttet. Die Ränder desselben werden allerseits über den Brei hinweggeschlagen, so daß ein rechteckiges Päckchen entsteht. Sie wirken ebenso wie die Thermophore, dürfen aber — gleich diesen — nicht unmittelbar auf die Haut gelegt werden, da sie sonst leicht Brandwunden hervorrufen. Man legt immer noch ein zweites Tuch zwischen Haut und Umschlag.

Eine Vereinigung von heißem Bad und Einwicklung ist die vielverordnete **Schwitzpackung**: erst bekommt das Kind ein heißes Bad, danach wird es in ein feuchtwarmes Laken eingewickelt, mit einer wollenen Decke umhüllt, so daß nur das Gesicht noch heraussieht. An die Seiten und vor die Füße werden Wärmflaschen gelegt, und dann bekommt es noch von Zeit zu Zeit heißen Flieder- oder Lindenblütentee zu trinken. In dieser Packung, in der sie meist stark zu schwitzen anfangen, bleiben die Kinder eine Stunde lang liegen, dann werden sie ausgewickelt, trocken gerieben und mit gewärmtem Zeug bekleidet.

Als Wärmflaschen verwendet man bei Kindern tönerne Weißbierkruken mit Patentverschluß und Filzumhüllung. Man füllt sie mit heißem Wasser oder besser mit heißem Sand, der, wenn der Verschluß sich lösen sollte, nicht ausläuft und das Kind verbrüht.

Am energischsten wirkt von den Packungen die **Senfpackung**: 3—4 Hände käuflichen Senfmehls werden in einer Schüssel mit heißem Wasser zu einem dünnen Brei verrührt. Man soll solange rühren, bis sich die Senfdämpfe entwickeln und Tränen in den Augen hervorrufen. Sobald das der Fall ist, tut man ein größeres leinenes Tuch in den Brei und tränkt es gründlich damit, wringt es aus und wickelt das ganze Kind hinein, so daß nur der Kopf frei bleibt; über den Senfwickel kommt ein Gummituch, über dieses ein Badetuch, das man — namentlich am Hals — fest schließen muß. In dieser Packung bleibt das Kind $\frac{1}{4}$—$\frac{1}{2}$ Stunde lang liegen.

Schon sehr bald macht sich die Wirkung bemerkbar, indem das Kind kräftig zu schreien anfängt und versucht, sich aus der Packung frei zu machen. In manchen Fällen ist die Wirkung der Senfpackung eine geradezu zauberhafte, denn an Stelle des matten blassen Kindes, das man einwickelte, erhält man ein krebsrot gefärbtes, sich kräftig bewegendes wieder. In anderen Fällen bleibt die günstige Wirkung aus, die Haut färbt sich nicht, das Kind bleibt apathisch, jammert nur mit kläglicher Stimme und wird gar noch stärker zyanotisch. Dann muß man es bald wieder auswickeln und ihm Kampfer verabfolgen. Die Erfahrung hat gelehrt, daß in diesen letztgenannten Fällen die Aussicht auf Erhaltung des Lebens des Kindes eine sehr geringe ist. Wo aber das Kind kräftig gerötet wird, besteht gute Hoffnung auf Besserung.

Während das Kind noch in der Senfpackung liegt, bereitet man ein warmes Bad vor, in dem das der Haut anhaftende Senfmehl abgespült wird. Danach kommt das Kind ins Bett, wo es meist sofort in einen erquickenden Schlaf verfällt. Die Rötung der Haut nach einer Senfpackung bleibt oft noch tagelang erhalten.

b) Abkühlende und beruhigende Bäder.

Zu einem **abkühlenden Bad** wird die Wärme desselben lang= sam von 35° auf 28° C herabgesetzt. Im Bade wird das Kind tüchtig gerieben, damit sich die Blutgefäße erweitern und der Körper Wärme abgibt. Am Schluß des Bades erhält das Kind wieder eine kalte Übergießung, dann wird es herausgenommen, im Badetuch kräftig gerieben und ins Bett gelegt.

Soll das Bad mehr zur Beruhigung des Kindes dienen als zur Abkühlung, so dehnt man es möglichst lange aus und läßt den Über= guß weg.

Zu **kalten Packungen** nimmt man im Sommer Leitungswasser, im Winter abgestandenes, also stubenwarmes Wasser. Man taucht in dieses ein größeres leinenes Tuch hinein, wringt es aus, bis es nicht mehr tropft, und wickelt das Kind vom Hals oder von der Achselhöhle bis über die Zehen hinein. Über das nasse Tuch kommt ein zweites wollenes. So wird das Kind, leicht zugedeckt, ins Bett gelegt. Nach 10 Minuten wird es ausgepackt und in ein schon bereit liegendes zweites nasses Laken eingewickelt. Nach weiteren 10 Minuten folgt die dritte Einpackung. In dieser läßt man die Kinder ruhig einschlafen. Der Erfolg solcher dreimal wiederholter Packungen ist meist insofern sicher, als die Körperwärme heruntergeht, aber er ist nicht anhaltend. Nach etwa zwei Stunden steigt das Fieber wieder an, und man muß neue Packungen machen.

Während Bäder und Packungen auf den ganzen Körper des Kindes wirken, beeinflussen kalte Umschläge nur umschriebene Körperteile. Sie werden z. B. angewendet, um die starke Entzündung der Augenlider bei der Blennorrhöe der Neugeborenen günstig zu beeinflussen. Man macht kalte Umschläge, indem man in ein Schälchen abgekochten und wieder abgekühlten Wassers mehrere Läppchen (Kompressen) hineintut. Eins derselben nimmt man heraus, drückt es kräftig aus und legt es auf die kranke Stelle, z. B. auf das entzündete Auge. Nach ½ Minute legt man ein neues darauf usw. Die alten Läppchen tut man immer wieder in die Lösung zurück. So verfährt man ¼ oder ½ Stunde, je nachdem es verordnet wurde.

Statt der kalten Umschläge gebraucht man auch Eisblasen, die man zur Hälfte mit kleingehacktem Eis füllt und — in ein Handtuch eingewickelt — so aufhängt, daß sie der Körperstelle, die abgekühlt werden soll, schwach aufliegen. Für Eisumschläge um den Hals sind „Eiskravatten" in Gebrauch.

Ein Mittelding zwischen warmem und kaltem Umschlag ist der viel verwendete **Prießnitzsche oder hydropathische Umschlag.** Er wird kalt angelegt, erwärmt sich dann und wirkt durch seine Wärme. Er wird hauptsächlich bei Kindern mit Lungenerkrankungen verordnet.

Man legt dazu ein in kaltes Wasser getauchtes und gut ausgewrungenes Tuch straff um die Brust des Kindes und darüber ein Stück Billrothbatist (oder Guttaperchapapier). Dieses soll das erste nicht nur vollkommen bedecken, sondern es nach oben und unten hin um 2—3 Querfinger Breite überragen. Beides wird durch eine Flanellbinde oder ein weiteres breites Tuch festgehalten. Dieser Umschlag bleibt mehrere Stunden lang liegen.

Der Unterschied zwischen den früher erwähnten kalten Packungen und dem „Prießnitz" liegt in dem luftundurchlässigen Billrothbatist. Das kalte Laken an sich würde abkühlend wirken. Jetzt aber, wo der undurchlässige Stoff die Verdunstung des Wassers verhindert, nimmt es die Körperwärme an, wirkt selbst erwärmend, schmerzlindernd und heilend auf die erkrankte Körpergegend ein.

Unter lange Zeit fortgesetzten hydropathischen Umschlägen leidet oft die Haut der Kranken. Man muß sie deshalb einfetten, ehe man den Umschlag anlegt, oder sie mit Alkohol, Franzbranntwein, Kampferspiritus einreiben, oder den Umschlag einmal vorübergehend fortlassen.

c) Arzneiliche Bäder.

Die Wirkung eines Bades läßt sich durch gewisse Zusätze noch verstärken. Als solchen lernten wir schon das Senfmehl kennen, das auf die Kinder einen stark erregenden Einfluß ausübt. Ebenfalls erfrischend und bei Schwächezuständen belebend wirken Zusätze von Kamillen oder ähnlichen aromatischen Stoffen.

Zu einem **Kamillenbad** kocht man vier Hände voll Badekamillen etwa 10 Minuten lang. Dann schüttet man das Wasser, in dem sie gekocht wurden, in das Bad hinein. Die Kamillen selbst fängt man beim Ausschütten in einem Tuch auf, dreht dieses zu einem Beutel zusammen und wirft es auch noch ins Wasser.

Bei Kindern mit wunder Haut gebraucht man **Kleiebäder:** vier Hände Weizenkleie werden in einen Beutel getan und in diesem mit 1 Liter Wasser kalt angesetzt und ½ Stunde gekocht. Danach wird Wasser und Beutel dem Badewasser zugesetzt.

Im gleichen Falle kann man auch **Eichenrindenbäder** anwenden: 4 Hände Eichenrinde, eine Stunde lang gekocht, dann dem Bade zugesetzt. Die Eichenrinde selbst wird wieder in einem Tuch aufgefangen, damit sie sich nicht am Körper des Kindes und in den Haaren festsetzt.

Wo sich zu dem Wundsein der Haut noch ein starker Juckreiz gesellt, pflegt man Bäder von übermangansaurem Kali zu verwenden. Man nimmt für ein gewöhnliches Bad etwa einen gehäuften Teelöffel der käuflichen kleinen roten Kristalle und läßt sie sich auflösen, bis eine kräftige Rötung des Bades entsteht. In dieses Bad tut man das Kind. Alle diese genannten Bäder sind möglichst lange auszudehnen, damit die Einwirkung des Medikamentes auf die Haut recht ausgiebig ist.

Einen ähnlichen Erfolg, wie ihn die Bäder mit übermangansaurem Kali erfüllen, bezwecken die mit Tannin bereiteten. Man besorgt sich dazu abgewogene Päckchen von Tannin, die je 20 g enthalten und tut in jedes Bad eins dieser Päckchen.

Bei Kindern mit Syphilis gebraucht man Sublimatbäder. Diese werden nicht in Metallwannen, sondern in Emaillewannen angerichtet, und zwar so, daß man dem Bad eine Sublimatpastille zufügt. Mehr noch als bei anderen Bädern ist bei diesen Sublimatbädern darauf zu achten, daß das Kind nichts verschluckt, denn Sublimat ist, innerlich genommen, ein Gift.

Bei älteren Kindern, im zweiten und dritten Lebenshalbjahre, werden vielfach **Solbäder** angewandt. Sie werden in einer Holzwanne hergerichtet, indem man käufliches Staßfurter Salz in steigenden Mengen dem Bade zusetzt. Man beginnt also zunächst mit einem

Bad, dem man ½ Pfund Salz zusetzt und steigert den Salzgehalt bis zu der vom Arzte vorgeschriebenen Menge, wobei man die Bäder etwa zwei= bis dreimal in der Woche bereitet. Häufigere Anwen= dungen und sehr starke Salzlösungen empfehlen sich nicht, weil dadurch Hautausschläge hervorgerufen werden können.

Eine der Wirkung des Solbades ähnliche Wirkung haben die Schmierseifeneinreibungen. Man nimmt dazu ein fingerglied= großes Stück Schmierseife und verreibt diese auf der Haut des Kindes und läßt sie darauf. Nach einigen Tagen rötet sich die Haut, sie fängt an, abzublättern und manchmal zeigt sie eine sehr starke Ent= zündung. Das ist kein Kunstfehler, sondern man will gerade einen mächtigen Reiz in der Haut erzielen. Ist die Haut stark entzündet, so setzt man für einige Tage die Einreibungen aus, fettet die Haut= stelle ein, pudert sie oder bringt durch warme Seifenbäder die ab= schilfernden Hautschichten zum Abstoßen. Dann beginnt man von neuem einzuschmieren.

C. XIII. Die Zubereitung der Säuglingsnahrung.

Die Zubereitung der Nahrung für das künstlich genährte Kind wird folgendermaßen gestaltet:

I. Gute frische Kindermilch aus einwandfreiem Stall wird in einem Topf, der ausschließlich diesem einen Zwecke dient, gekocht, aber nur so, daß sie ein= oder zweimal aufwallt. Dann wird sie vom Feuer weggezogen und unter ständigem Rühren (um die Hautbildung zu verhindern) abgekühlt, wobei man den Milchtopf in einen zweiten mit mehrfach gewechseltem kalten Wasser stellen kann. Ist die Milch erkaltet, so kommt sie sofort in den Eisschrank. Wo ein solcher nicht vorhanden ist, bleibt sie in einer Kühlkiste oder in kaltem Wasser stehen, das im Sommer stündlich erneuert wird.

Eine **Kühlkiste** fertigt man sich (nach Peiser) auf folgende Art und Weise an: Man nimmt eine Holzkiste von 40 cm Länge, 31 cm Breite und 27 cm Höhe und füllt sie mit 3 kg Holzwolle so aus, daß nur in der Mitte ein Loch für die Aufnahme eines kleinen Eimers freibleibt. In diesen Eimer wird der mit der Kindermilch ge= füllte Topf hineingesetzt und der Zwischenraum mit kaltem Leitungswasser oder besser noch mit Eis (für 10 Pfg.) und 300 g Viehsalz ausgefüllt. Dann wird die Kiste gut verschlossen. Die Temperatur in ihrem Innern hält sich stets unter 10° C.

In einem zweiten Topf bewahrt man die Verdünnungsflüssig= keit (Haferschleim, Mehlsuppe od. dgl.) auf. Zur Stunde der Mahl= zeit füllt man die kalte Milch in die Trinkflasche, fügt die Verdünnung und den Zucker hinzu, setzt den Sauger auf die Flasche und stellt sie in warmes Wasser. Die trinkfertige Milch soll etwa Körperwärme besitzen. Ob sie warm genug ist, prüft man, indem man durch das Loch des Saugers einige Tropfen auf den Handrücken spritzt und kostet, wobei man auch auf den Geschmack zu achten hat. Vielfach ist es üblich, die erwärmte Flasche gegen das Augenlid zu halten. Wird die Wärme ertragen, so ist die Temperatur recht. Beim Trinken liegt das Kind im Bett. Die Flasche wird ihm gehalten und darf nicht aus der Hand gelassen werden.

II. In wohlhabenden Familien ist vielfach die nach Soxhlet benannte Art der Milchbereitung im Gebrauch: Hierbei wird die gesamte 24stündige Nahrungsmenge des Kindes auf einmal fertig gemacht, auf fünf Flaschen verteilt, jede von diesen mit einem Gummi=plättchen bedeckt und in einem Wasserbad, dem eigentlichen Soxhlet=apparat, fünf Minuten lang bei 100° C sterilisiert, dann abgekühlt und kalt — im Eisschrank, in der Kühlkiste oder im kalten Wasser — aufbewahrt. Beim Erkalten wird die Gummiplatte, die die Flasche bedeckt, angesaugt und bildet so einen außerordentlich zuverlässigen Verschluß. Flaschen, bei denen die Gummiplatte sich später als ge=lockert erweist, dürfen nicht verwendet werden.

III. Beide bisher genannten Methoden lassen sich auch ver=einigen: Man kocht erst die Milch ab, wie unter I. angegeben wurde, bereitet zugleich auch die Verdünnungsflüssigkeit, mischt beides in dem gewünschten Verhältnis, verteilt es auf fünf Flaschen mit Patent=verschluß und hebt die Flaschen im Eisschrank usw. auf. — Das Säubern der leergetrunkenen Flaschen, welche sofort nach der Mahlzeit mit Wasser zu füllen sind, geschieht durch Ausspülen mit heißem Sodawasser unter Benutzung einer Flaschenbürste und Nach=spülen mit abgekochtem Wasser. Angetrocknete Milchreste werden entfernt, indem man die Flasche mit ausgekochtem Sand oder rohen Kartoffelstückchen und Wasser ausschüttelt. Als Sauger dienen die einfachen Gummisauger, die an der Spitze mit einer heißen Stopfnadel durchbohrt werden. Sie werden nach jedem Gebrauch kurz ausgekocht und trocken aufbewahrt bis zur nächsten Mahlzeit.

Wir lassen nun noch einige Angaben über die Zubereitung von Nahrungsgemischen für Säuglinge folgen. Wir bemerken dabei, daß die Mehrzahl derselben nicht für normal gedeihende Kinder, sondern für kranke bestimmt ist.

I. Molke: ½ Liter ungekochte Milch wird auf 40° C erwärmt. Dann setzt man ihr eine große Messerspitze „Pegnin" (nach v. Dungern) hinzu (Pegnin ist eine Substanz, durch welche die Milch gelabt wird). Man läßt die Milch noch etwa ½ Stunde an einem warmen Ort stehen, es entsteht dann ein festes Gerinnsel, der Käseklumpen, welcher eine dünne Flüssigkeit, die Molke, auspreßt. Nun schüttet man die gelabte Milch auf ein Seihtuch und läßt die Molke durchtropfen, ohne daß dabei gedrückt wird. Aus ½ Liter Milch gewinnt man etwa ¼ Liter Molke.

II. Buttermilch. 1 Liter frische Buttermilch (sie darf nicht älter sein als

24 Stunden) wird durch ein feines Sieb geschüttet und von etwa darin enthaltenen Flocken befreit. Dann verquirlt man ¼ Liter davon kalt mit 15 g Weizenmehl, gießt das Übrige dazu und erhitzt das Ganze ½ Stunde lang unter ständigem Umrühren auf 60—70⁰ C. Man läßt es einmal kurz aufkochen, zieht es aber sofort wieder vom Feuer weg und rührt es stark um, dann läßt man es noch ein zweites und drittes Mal aufkochen. Vor dem letzten Mal gibt man 60 g Kochzucker hinzu. Dann füllt man die Buttermilch auf sterilisierte Flaschen.

Bei der „kohlehydratarmen" Buttermilch nimmt man nur 10 g Weizenmehl und 40 g Zucker.

III. Haferschleim. 60 g Hafergrütze werden mit heißem Wasser abgewaschen, dann mit 1 Liter Wasser kalt angesetzt und 1 Stunde lang auf kleinem Feuer gekocht. Man fügt 3 g Salz hinzu und schüttet sie durch ein feines Sieb. Will man den Schleim „dünn" haben, so füllt man ihn mit abgekochtem Wasser wieder auf 1 Liter auf.

Auch aus Haferflocken kann man Schleim bereiten, doch nimmt man in diesem Fall nur 20 g und kocht auch nur 20 Minuten lang.

IV. Mehlsuppe. 20 g Weizen- oder Hafermehl werden mit ½ Liter Wasser angerührt.

Ein anderes halbes Liter Wasser wird mit 3 g Salz zum Kochen aufgesetzt, und sobald es kocht, wird das erste hinzugefügt. Beides läßt man noch 2 Minuten lang kochen und gießt es dann durch ein Sieb.

V. Malzsuppe. 50 g Weizenmehl werden in ⅓ Liter Kuhmilch eingequirlt und durch ein Sieb geschlagen.

In einem zweiten Gefäß werden 100 g Löfflunds Malzsuppenextrakt in ⅔ Liter Wasser bei 50 C gelöst und fast bis zum Kochen erhitzt. Dann vereinigt man beide Gemische und erhitzt das Ganze noch 3—5 Minuten lang. Darauf wird die Malzsuppe auf saubere Flaschen gefüllt.

VI. Liebig-Suppe.   100 g geschrotetes Malz oder Malzmehl,
100 g Weizenmehl,
10 g einer 11 % igen Lösung von Kalium carbonicum
werden gut vermischt. Dazu wird 1 Liter Milch gefügt und das Ganze auf kleinem Feuer langsam bis zu 60—70⁰ erwärmt. Sobald das Gemisch dick wird, zieht man es vom Feuer weg und rührt es 5 Minuten lang, setzt es dann von neuem aufs Feuer, und sobald es wieder dick wird, wird es wieder weggezogen und wieder dünn gerührt. Dann kocht man es 2—3mal auf, seiht es durch und füllt es auf sterilisierte Flaschen, die man rasch abkühlt.

VII. Eiweißmilch. Die Eiweißmilch wird hergestellt wie die Molke (I), doch wird in diesem Fall die Molke weggegossen und das Käsegerinnsel benutzt: Letzteres bleibt auf dem Seihtuch zurück, es wird mit Leitungswasser abgespült und auf ein Haarsieb geschüttet. Unter langsamem Hinzufügen von ½ Liter Leitungswasser wird es mit einem Holzlöffel durch das Sieb gestrichen. Dies wird so oft wiederholt, bis das Gerinnsel ganz fein zerteilt ist. Dazu wird ein halbes Liter Buttermilch gesetzt. Als Zucker wird Nährzucker nach ärztlicher Vorschrift hinzugefügt.

VIII. Haferflockensuppe. 20 g Haferflocken, 250 g schwache Brühe und etwas Salz werden zusammen gekocht und durch ein mittleres Sieb geschickt.

IX. Grießbrei. 20 g feiner Wiener Grieß, ¼ Liter schwache Brühe aus Knochen oder Kalb- oder Rindfleisch werden unter Umrühren ½ Stunde lang gekocht. Statt Brühe nimmt man auch ¼ Liter Wasser mit 3 g Salz und etwas Butter.

D. XIV. Die Pflege älterer Kinder.

Die Pflege von Kindern jenseits des Säuglingsalters richtet sich im allgemeinen nach den Grundsätzen, die für die Erwachsenen gelten. Wir berühren daher an dieser Stelle nur einige Punkte, die uns besonders wichtig erscheinen.

Wenn kranke Kinder in ein Hospital aufgenommen werden, so werden sie zumeist gleich bei der Aufnahme von einem Arzt daraufhin untersucht, ob sie abgesondert werden müssen oder mit anderen Kindern zusammengelegt werden können. Das geschieht aus dem Grunde, um zu verhüten, daß die übrigen Kinder durch das neu aufgenommene mit irgend einer Krankheit angesteckt werden. Denn gerade dem Kindesalter sind die sogenannten „ansteckenden" Kinderkrankheiten eigentümlich, wie Masern, Scharlach, Röteln, Windpocken, Diphtherie, Keuchhusten, um nur die wichtigsten davon zu nennen.

Wird ein Kind, welches mit einer dieser Krankheit behaftet ist, aufgenommen und nicht abgesondert, so wird innerhalb der kürzesten Zeit der Ansteckungsstoff auch auf die übrigen Kinder übertragen — sei es durch die Hände der Pflegerin, sei es durch Spielsachen u. dgl. — und alle Kinder, die die betreffende Krankheit früher noch nicht überstanden hatten, erkranken jetzt daran. Das kann für viele verhängnisvoll sein, denn der Zutritt einer zweiten Krankheit zu einer bereits vorhandenen bedeutet unter allen Umständen eine gefährliche Verschlimmerung des Allgemeinbefindens.

Deshalb muß eine Schwester, selbst wenn sie weiß, daß das Kind bereits von einem Arzt untersucht worden ist, es doch noch einmal genau daraufhin ansehen, ob es nicht Reste oder Anfänge eines Ausschlags an seinem Körper trägt. Sie muß außerdem von den Eltern oder Begleitern des Kindes zu erfahren suchen, ob nicht im Haus oder in der Familie ansteckende Krankheiten herrschen. Und sie hat ferner — späterhin — allen Besuchern aus solchen Häusern, namentlich Kindern, den Zutritt zu den Stationen unbedingt zu verweigern.

Denn auch durch diese können Ansteckungsstoffe ins Krankenhaus hineinverschleppt werden. Es ist eine Eigentümlichkeit gerade der Kinderkrankheiten, daß sie von scheinbar gesunden Kindern übertragen werden können. Das hängt zusammen mit der ganzen Art des Verlaufes dieser Krankheiten: erst wird ein Kind angesteckt; aber es erkrankt nicht sofort, sondern es vergeht eine bestimmte Zeit, bis die Krankheit zum Ausbruch kommt, bis also Fieber auftritt, ein Ausschlag erscheint usw. In der ganzen Zeit aber, vom Tage der Ansteckung an bis zum Ausbruch der Krankheit, ift das Kind bereits anſteckend. (Man nennt dieſe Periode das Inkubationsſtadium.)

Wenn ein Kind nun während dieſes Stadiums z. B. als Be=ſucher auf eine Kinderſtation kommt, ſo iſt es klar, daß es die ſämt=lichen Kinder anſtecken kann. Aus dieſem Grunde iſt es am beſten, Kindern überhaupt den Zutritt zu den Stationen als Beſucher zu verwehren.

Die Aufgaben, die einer Schweſter bei der Pflege älterer Kinder erwachſen, ſind alſo zweierlei Art: ſie muß erſtens die ihr anvertrauten Kinder pflegen und zweitens ſie vor Anſteckung ſeitens anderer Kinder behüten.

Die Krankheiten, bei denen eine ſolche Anſteckung möglich, ſind einmal die ſchon erwähnten Kinderkrankheiten, wie Maſern, Scharlach uſw. Zweitens die etwas ſelteneren, wie Tuberkuloſe, Syphilis und Typhus. Bei Mädchen findet ſich ferner eine Er=krankung der Geſchlechtsorgane, die ſehr anſteckend iſt, der Tripper (Gonorrhöe). Schließlich ſind noch zu nennen die Erkrankungen an Ungeziefer, namentlich an Läuſen und Krätze.

Was nun zunächſt die **Pflege der Kinder im allgemeinen** an=betrifft, ſo iſt es wohl **in allen Krankenhäuſern** Sitte, jedem neu=aufgenommenen Kinde zuerſt ein Reinigungsbad zu verabfolgen. Das iſt um ſo mehr nötig, als bei vielen Leuten die Meinung be=ſteht: ein krankes Kind dürfe nicht gebadet werden. Das Reinigungs=bad iſt die gegebene Gelegenheit zu einer eingehenden Beſichtigung des Kindes auf anſteckende Krankheiten. Im übrigen unterſcheidet ſich das Baden von Kindern in nichts von dem der Erwachſenen.

Indeſſen dürfen Bäder nicht unterſchiedslos verabfolgt werden. Sie ſind vorläufig, d. h. bis zur ausdrücklichen Verordnung durch den Arzt, wegzulaſſen bei Patienten, die mit der Diagnoſe Blinddarmentzündung oder Bauchfellentzündung eingeliefert werden. Auch ſolche mit ſchweren Herzkrankheiten oder Gelenkrheumatismus werden nicht gebadet. Ferner wartet man bei allen, die durch den Transport ſchwer erſchöpft zu ſein ſcheinen, ſo lange, bis ſie ſich er=holt haben.

Bei der täglichen Beſorgung der Patienten fällt der Schweſter alles das zu, was Erwachſene allein zu tun pflegen, d. h. das Waſchen des Geſichts, des Oberkörpers und der Hände, die Säuberung der Naſe, der Ohren und der Nägel.

Kranke Kinder müſſen von Anfang an dazu aufgefordert werden, in regelmäßigen Abſtänden Stuhl und Harn zu laſſen. Denn viele von ihnen ſind durch die neue Umgebung ſo eingeſchüchtert, daß ſie keinen Wunſch zu äußern wagen. Viele ſind auch infolge ihrer Krank=

heit so hilflos, daß sie sich nicht melden. Die Folge davon ist, daß
Stuhl und Harn ins Bett entleert wird. Wenn ein krankes Kind das
erst ein paarmal getan hat, ist es außerordentlich schwer, es ihm
wieder abzugewöhnen. Es kommt sogar gelegentlich vor, daß es
auch dann noch das Bett beschmutzt, wenn es als geheilt wieder nach
Haus entlassen ist. In solchen Fällen erheben dann nicht selten die
Eltern den schweren Vorwurf, daß die Pflegerinnen das Kind vernachlässigt hätten.

Die Art und Menge der Nahrung für die Kinder wird vom
Arzt bestimmt. Bezüglich des Trinkens bleibt es meist der Schwester
überlassen, die Wünsche der Kinder in mehr oder weniger weit-
gehendem Maße zu erfüllen. Wenigstens ist es heute wohl überall
Sitte, fiebernde Patienten nicht unnötig dürsten zu lassen. Als Getränk kommt im wesentlichen schwach gesüßter Tee in Betracht, jedenfalls keine Milch, die für Kinder überhaupt nicht als Getränk,
sondern als Nahrungsmittel anzusehen ist, für Kranke obendrein oftmals gar nicht harmlos und ungefährlich ist. Schwer kranke und
appetitlose Kinder müssen mit Sorgfalt gefüttert werden, um sie bei
Kräften zu erhalten. Bei allen übrigen aber ist darauf zu halten,
daß sie allein essen. Das Füttern geht zwar schneller und reinlicher
vonstatten, aber für den Appetit der Kinder ist es wesentlich, daß
sie selbständig den Löffel führen. Namentlich chronisch kranke Kinder
essen, wenn sie mit den anderen an einem Tisch vereinigt werden,
in dieser Gesellschaft viel mehr, als wenn sie gefüttert werden.

Eine besondere Besprechung erheischt noch die Pflege derjenigen Kinder, die an übertragbaren Krankheiten leiden:

Dieselben werden von Anfang an von den übrigen Kindern
getrennt. Die Absonderung geschieht durch besondere Räume oder
Häuser, die nur mit Masernkindern oder nur mit Scharlachkindern usw.
belegt sind. In diesen Fällen wohnen die zur Pflege bestimmten
Schwestern auf den Stationen selbst und dürfen die übrigen Räume
des Krankenhauses nicht betreten. Irgendwelchen anderen Schwestern
ist der Zutritt zu den Absonderungsräumen nicht gestattet. Auch
Besucher, selbst die Eltern der Kinder dürfen nicht hinein. Die Kinder
dürfen ihnen höchstens durchs Fenster gezeigt werden.

Bei anderen Krankheiten (Tuberkulose, Gonorrhöe) geschieht die
Absonderung dadurch, daß die Kinder in Einzelzimmer gelegt werden,
im übrigen aber durch die Schwestern der allgemeinen Kinderstation
mitversorgt werden. In diesem Falle muß die Schwester, ehe sie
das Isolierzimmer betritt, ihren Mantel wechseln, und ebenso muß
sie, wenn sie es verläßt, sich gründlich die Hände desinfizieren und
den früheren Mantel wieder überziehen.

Die Behandlung der Kinder gehört selbstverständlich nicht zu den Aufgaben der Schwester, sondern liegt dem Arzte ob. Aber die Beobachtungen der Schwester sind von großem Werte für die Behandlung, schon aus dem Grunde, weil die Kinder zur Schwester viel schneller Vertrauen fassen als zum Arzt.

Die häufigste der Kinderkrankheiten sind die Masern. Sie beginnen mit hohem Fieber, starkem Kranksein, mit Husten und dem bekannten grobfledigen Ausschlag im Gesicht und am Körper. Bei allen Kindern findet sich eine starke Entzündung der Augenbindehaut, die dazu führt, daß die Kinder die Augen geschlossen halten und nur ungern ins Licht sehen. Man muß sie deshalb so betten, daß sie nicht gerade gegenüber den Fenstern liegen, oder man muß die Fenster abblenden. Aber das Einschränken des Lichtes darf nicht dazu führen, daß auch der Luft der Zutritt verwehrt wird. Im Gegenteil, die Zimmer müssen oft und ausgiebig gelüftet werden. Neben der Bindehautentzündung findet sich immer noch ein starker Katarrh der Nasenschleimhaut, der zu reichlichem Ausfluß aus der Nase Veranlassung gibt. Nasenlöcher und Oberlippe sind daher gut einzufetten, um sie vor dem Wundwerden zu schützen. Häufig werden im Verlauf von Masern die Ohren und die Lungen in Mitleidenschaft gezogen. Sobald also das Kind beim Waschen Schmerzen an den Ohren äußert oder stärker zu husten anfängt, ist der Arzt darauf aufmerksam zu machen. Dasselbe gilt für den Fall, daß Durchfälle auftreten. — Nach dem Abblassen des Masernausschlages tritt eine kleienförmige Abschuppung der Haut auf.

Bei Scharlach findet sich ebenfalls ein hochroter, aber kleinfleckiger Ausschlag am Körper. Nebenher bestehen Halsschmerzen, Fieber u. a. m. Scharlach ist eine viel ernstere Erkrankung als Masern, die ebenfalls die Ohren, außerdem aber auch noch das Herz, die Drüsen, die Gelenke, die Nieren in Mitleidenschaft ziehen kann. Mit Rücksicht auf die Gefahr einer Nierenentzündung werden Scharlachkinder nur auf ausdrückliche ärztliche Verordnung gebadet, erhalten auch meist eine ganz besondere Kost. Die Menge des Harns ist täglich genau festzustellen und jede Veränderung der Menge und des Aussehens desselben ist sofort dem Arzt zu melden. — Auch beim Scharlach findet sich eine Abschuppung der Haut, die in größeren Läppchen abblättert und abfällt.

Auch Röteln gehen mit einem Ausschlag einher, sind aber viel seltener und harmloser als Masern oder Scharlach.

Dagegen gehört Keuchhusten zu den gefürchtetsten Kinderkrankheiten. Da er meist wie ein gewöhnlicher Erkältungshusten beginnt und erst nach Verlauf von 2—3 Wochen die bekannten typischen Hustenanfälle zeigt, handelt man vorsichtig, wenn man alle verdächtig hustenden Kinder entweder sofort isoliert oder zum mindesten doch etwas abseits von den übrigen legt. Die Gefahr des Keuchhustens liegt in seinen Begleiterscheinungen, von denen Krämpfe und Lungenentzündung die gefürchtetsten sind. Große Sorgfalt ist der Ernährung keuchhustenkranker Kinder zu widmen. Denn Keuchhusten ist eine langwierige Krankheit, während der man die Kinder bei Kräften erhalten muß. Wo die Nahrungsaufnahme Husten und Erbrechen auslöst, muß man die Kinder mit wiederholten kleinen Portionen füttern, die man jedesmal sofort nach einem Hustenanfall verabfolgt.

Bei Diphtherie handelt es sich um eine schwere Form der Halsentzündung. Sie beschränkt sich aber nicht auf den Hals, sondern kann auch auf die Nase, den Kehlkopf und die tieferen Teile der Luftröhre übergreifen. Die Behandlung geschieht durch ein ausgezeichnetes Mittel, das Diphtherieheilserum, welches den Kindern unter die Haut gespritzt wird. Bei einzelnen pflegt im Anschluß an die Serumeinspritzung einige Tage später ein nesselartiger Ausschlag (das Serumexanthem) aufzutreten. Diphtherieheilserum wirkt nur sicher, wenn es frühzeitig angewendet wird. Bei vernachläſſigten Fällen, in denen erſt mehrere Tage nach Beginn der Erkrankung ein Arzt zugezogen wurde, iſt ſeine Heilkraft gering oder verſagt ganz. Es kommt dann zum Fortſchreiten der Diphtherie, zum Übergreifen auf den Kehlkopf und damit zur ſchweren Erſtickungsgefahr der Kinder. Bei den meiſten Fällen, die ins Krankenhaus eingeliefert werden, handelt es ſich um vernachläſſigte oder um von Anfang an ſehr ſchwer verlaufende Fälle. Um die Atemnot der Kinder zu lindern, legt man ſie unter Waſſerdampf. Die Dampfſprühapparate ſind mit Sorgfalt zu bedienen, da die Kinder durch den heißen Dampf verbrüht werden können.

Bei ſtärkerer Atembehinderung führt man vom Munde aus ein Röhrchen (Tubus) in den Kehlkopf ein (Jntubation) oder macht den Luftröhrenſchnitt (Tracheotomie), wobei ebenfalls eine gebogene Metallröhre, Kanüle, in die Luftröhre eingeſetzt wird. In beiden Fällen wird an die Aufmerkſamkeit und Umſicht einer Schweſter die höchſte Anforderung geſtellt. Denn ſelbſt wenn durch die genannten Operationen die Atemnot der Kinder beſeitigt wird, kann es doch noch vorkommen, daß ſich diphtheriſche Häutchen ablöſen und die Öffnung der Kanüle oder des Tubus verſtopfen. Dadurch wird in einem Augenblick die höchſte Lebensgefahr der Kinder durch Erſticken herbeigeführt.

Die Maßnahmen, die eine Schweſter unter dieſen Verhältniſſen ergreifen muß, können hier nicht näher beſchrieben werden. Wir erwähnen nur die vorkommenden Gefahren, um darzulegen, eine wie große Verantwortung auf der Schweſter, die Diphtheriekinder pflegt, ruht. Wenn es ihr an genügender eigener Erfahrung mangelt, handelt ſie ſowohl in ihrem eigenen Intereſſe wie auch in dem der Kinder, wenn ſie ſelbſtändig an den Arzt mit der Bitte herantritt, ihr die erforderlichen Handgriffe zu zeigen.

Eine gleichfalls gefährliche Erkrankung iſt der Typhus, der jedoch nicht mehr zu den eigentlichen „Kinderkrankheiten" zählt. Er wird durch einen beſtimmten Bazillus hervorgerufen, der auch in die Ausleerungen des Kranken übergeht. Dieſelben ſind daher auf das ſorgfältigſte zu desinfizieren. Typhuskranke dürfen niemals allein gelaſſen werden. Denn es kommt vor, daß ſie in ihrem Fieberwahn aus dem Bett ſpringen und irgend ein Unglück herbeiführen.

Während für die eben erwähnten Krankheiten meiſt überall eigene Stationen oder Baracken vorhanden ſind, pflegt man die Kranken mit anderen übertragbaren Krankheiten nur in Einzelzimmern abzuſondern. So z. B. die tuberkulöſen Kinder. Auch bei dieſen enthalten die Ausleerungen, vor allem aber der Auswurf, anſteckendes Material. Sie ſind dementſprechend durch Übergießen mit Karbol- oder Lyſollöſungen ſorgfältig zu desinfizieren. Die Tuberkuloſe der Kinder führt, wenn ſie die Lunge ergriffen hat, regelmäßig zum Tode. Ehe es aber dazu kommt, vergehen Wochen und Monate, und die Kinder magern bis auf Haut und Knochen ab. Sie müſſen deshalb mit Sorgfalt gebettet werden, am beſten auf Waſſerkiſſen, um zu verhindern, daß ſie ſich durchliegen.

Die Syphilis (Lues) älterer Kinder iſt im allgemeinen nicht ſehr häufig. Auch bei ihr muß die Sorge der Schweſter darauf gerichtet ſein, ſich nicht ſelbſt anzuſtecken.

Viel häufiger dagegen, als man gewöhnlich denkt, iſt der Tripper oder die Gonorrhöe bei Kindern. Sie beſchränkt ſich jedoch im weſentlichen auf das weibliche Geſchlecht. Die Gonorrhöe gehört zu den anſteckendſten Krankheiten, und deshalb iſt jedes Mädchen bei der Aufnahme ins Krankenhaus mit aller Rückſichtsloſigkeit darauf hin anzuſehen, ob ſie Ausfluß hat. Die Übertragung geſchieht durch das Badewaſſer, durch Wäſcheſtücke, Handtücher u. dgl. Die Anſteckung iſt deshalb ſo zu fürchten, weil eine endgültige und dauernde Heilung oftmals nicht zu erzielen ist, und weil ferner nicht bloß die Geschlechtsorgane davon betroffen werden können, sondern auch die Bindehaut der Augen.

Zuletzt erwähnen wir die Erkrankungen an Ungeziefer. Bei Kindern kommen davon wohl nur die Krätze und die Kopfläuse in Betracht.

Die Krätze wird durch Milben verursacht. Diese siedeln sich in der Haut, hauptsächlich in den Gelenkfalten, an. Man findet die meisten Kratzstellen deshalb an den Finger- und Handgelenken, den Ellenbeugen, Achseln usw. Abgesehen von diesem charakteristischen Sitz erhält man auch gewöhnlich noch dadurch eine Bestätigung seiner Vermutung, daß die Kinder prompt angeben, das Jucken trete des Abends im Bette auf. Die Ansteckung erfolgt meist in der Schule durch andere Schulkinder oder auch durch die Dienstboten und erstreckt sich in der Regel auf alle Familienmitglieder.

Kinder mit Krätze werden nur so lange von den übrigen Kindern ferngehalten, als sie noch unbehandelt sind. Sobald sie mit dem vom Arzt verordneten Medikament bepinselt oder eingerieben sind, ist eine Absonderung nicht mehr nötig.

Ein außerordentlich häufiger Befund in den Haaren schulpflichtiger Mädchen aus ärmeren Familien sind Kopfläuse. Die Behandlung derselben darf nicht selbständig von der Schwester aus erfolgen, sondern wird vom Arzt angeordnet. Sie muß außerdem so vorgenommen werden, daß die Haare des Kindes möglichst nicht abgeschnitten zu werden brauchen. Im besonderen verfährt man so: Man läßt — am besten im Badezimmer — das Kind sich gänzlich entkleiden und sich über eine Waschschüssel bücken, die zur Hälfte mit Sabadillessig gefüllt ist, so, daß die Haare über den Kopf weg in die Schüssel hängen. Man tränkt diese wie auch den Haarboden gründlich mit Essig, breitet auch noch Wattestücke, die mit Sabadillessig durchdrängt sind, auf den Kopf und bedeckt sie mit einem den ganzen behaarten Schädel umfassenden Stück Billrothbatist, welches mit einer Binde befestigt wird. Das Kind kommt darauf ins Bad. Der Boden des Zimmers wird feucht aufgewischt, und auch die Badewanne wird hinterher mit Lysollösung ausgerieben.

Den Verband läßt man 24 Stunden lang sitzen. Nach einigen Tagen wird die Behandlung noch einmal wiederholt. Beim Anlegen des Verbandes muß die Schwester darauf Obacht geben, daß ihr nicht selber durch Zugluft Ungeziefer in die Haare fliegt.

Die Pflege kranker Kinder im Privathaus ist meistens nicht leichter, sondern schwerer als die im Krankenhaus, und zwar aus dem Grunde, weil der Pflegerin oft große Schwierigkeiten und Umstände von seiten der Angehörigen des Kindes erwachsen.

Bis zur Ankunft eines Arztes muß sie sich darauf beschränken, die übrigen Kinder von dem erkrankten fernzuhalten und das Zimmer zum Krankenzimmer umzuwandeln. Das letztere wird heutzutage dadurch erleichtert, daß in den meisten Familien das Schlafzimmer der Kinder wohl von vornherein so eingerichtet ist, daß es ohne große Umstände als Krankenzimmer dienen kann. Jedenfalls müssen Sofas, Polstermöbel, schwere Gardinen und sonstige Dinge, die sich schlecht desinfizieren lassen, möglichst entfernt werden. Auch die Betten der anderen Kinder werden hinausgeschafft, das des Kranken wird so gestellt, daß es mit dem Kopfende an der Wand steht, damit man von beiden Seiten unbehindert herantreten kann.

Die Trennung der übrigen Kinder von dem erkrankten ist in allen Fällen vorzunehmen. Früher dachte man in dieser Beziehung etwas anders. Ausgehend von der Erfahrung, daß Krankheiten wie Masern oder Windpocken doch beinahe jedes Kind befallen, hielt man es aus Ersparnis- und Bequemlichkeitsrücksichten für erlaubt, die Kinder absichtlich zusammenzulegen, damit sie die betreffende Krankheit möglichst bald hinter sich hätten. Zuweilen hatte man damit Glück, zuweilen aber machte man sehr böse Erfahrungen. Denn oft genug blieb der beabsichtigte Erfolg aus, und die Kinder erkrankten, trotz der Gelegenheit dazu, nicht. Sie mußten aber unnötig im Bett gehalten werden, machten als Gesunde allerhand üble Erfahrungen: sie sahen wie ihre Geschwister litten, sie beobachteten die ärztlichen Eingriffe und schöpften tiefes Mißtrauen gegen den Arzt, sie erlebten vielleicht gar den Tod von Geschwistern — kurz sie sammelten eine Menge von Eindrücken, die ihnen besser erspart geblieben wären.

Es ist weiter zu bedenken, daß es durchaus nicht gleichgültig ist, wann ein Kind eine Kinderkrankheit durchmacht, ob im zweiten Lebensjahr oder im vierten oder fünften. Je jünger das Kind, desto größer die Gefahr.

Auch ist es mit der Harmlosigkeit der Masern, von der manche Eltern auf Grund der Erfahrungen an ihren eigenen Kindern reden, durchaus nicht so weit her. Zweifellos übersteht die Mehrzahl der Kinder die Masern gut, aber ebenso unbestreitbar ist die Tatsache, daß keine Kinderkrankheit die Widerstandskraft des Körpers so sehr herabsetzt wie gerade die Masern. Unter dem Einfluß der Masernerkrankung flackert nicht selten eine Tuberkulose, die in einer Drüse ruhte und sonst vielleicht erscheinungslos ausgeheilt wäre, auf und führt zur allgemeinen Tuberkulose und damit zum Tod. Wenn es sich also ermöglichen läßt, in einer Familie die Geschwister eines erkrankten Kindes abzusondern, so sollte es auf jeden Fall geschehen.

Im übrigen gestaltet sich die Pflege eines Kindes im Privathaus genau so wie im Krankenhaus. Nur ist der Einfluß der Eltern mehr in Rechnung zu ziehen. Die Eltern sind durchweg gegenüber kranken Kindern zu großer Nachsicht geneigt und lassen ihnen allerhand Unarten durchgehen, die sie ihnen in gesunden Tagen nicht nachsehen würden. Die Kinder merken das sehr schnell und sind bestrebt, das Maß der Freiheit, welches man ihnen läßt, immer weiter auszudehnen. So entwickeln sich denn häufig im Laufe einer Krankheit ganz unausstehlich verzogene Kinder. Am meisten hat darunter zu leiden die Pflegerin.

Es liegt also in ihrem eigenen Interesse, wenn sie mit Entschiedenheit dahin arbeitet, Ungezogenheiten des Kindes nicht aufkommen zu lassen. Sie darf nicht dulden, daß es ißt, wann es will — vorausgesetzt natürlich, daß der Krankheitszustand es zuläßt, sondern muß durchsetzen, daß das Kind wartet, bis es Zeit zum Essen ist. Sie darf auch nicht dulden, daß es nach Wohlgefallen im Bett herumwühlt. Sie muß vielmehr darauf halten, daß es sich anständig hinlegt, namentlich wenn der Arzt seinen Besuch macht. Kurz — sie muß dem Kind immer ins Bewußtsein bringen, daß noch ein anderer Wille da ist, den es zu achten hat.

Am größten werden erfahrungsgemäß die Schwierigkeiten in der Zeit der Gesundung (Rekonvaleszenz). Dann erwacht bei den Kindern der Bewegungsdrang — sie wollen mit Gewalt nicht mehr im Bett bleiben. In diesem Stadium hat es sich am meisten bewährt, die Kinder durch Spiele zu beschäftigen, z. B. durch Ausschneiden von Bilderbogen, durch Aufkleben von Papiersoldaten und vor allem durch die unter dem Namen „Fröbelspiele" bekannten Beschäftigungen.

Am Schlusse unserer Ausführungen erscheint es uns nicht überflüssig, darauf hinzuweisen, daß eine Schwester, die kranke Kinder pflegt (und natürlich auch die Mutter selbst), niemals aus dem Auge verlieren darf, daß es ihre erste Pflicht ist, sich selber leistungsfähig zu erhalten. Sie darf in der Pflege eines Kindes nicht so aufgehen, daß sie selbst zusammenbricht. Sie darf insbesondere nicht die Pflege der übrigen Kinder vernachlässigen um eines einzigen willen, selbst wenn dieses das am schwersten kranke ist.

Als etwas ganz besonders Heroisches wird es oft hingestellt, wenn eine Schwester sich selbst bei einem Kinde ansteckt. Derartige Vorkommnisse sind durchaus nicht sehr rühmlich. Denn sie haben in den allermeisten Fällen darin ihren Grund, daß sie es an der nötigen Sorgfalt und Vorsicht ermangeln ließ. Es ist ein Heldenmut an falscher Stelle, wenn eine Schwester sich so aufopfert, daß statt eines Kranken nunmehr deren zwei zu versorgen sind.

Dritter Teil

Über Zimmergymnastik bei Kindern.

Von Dr. Axel Tagesson Möller-Berlin.

Gesunde Kinder haben bis zum beginnenden Schulalter in ihren Spielübungen und in dem Herumlaufen im Freien genügend körperliche Bewegung. Nachher sind methodische Turnübungen für die normale, kräftige Entwicklung von großem Wert, besonders als Gegengewicht gegen die Schularbeit. Aber auch vor dieser Zeit sind methodische Turnübungen bei vielen Kindern angezeigt. Es sind dies Kinder mit angeborener Muskelschwäche, schlottrigen Gelenken und schwachen Gelenkbändern, blutarme und schlecht ernährte oder überernährte Kinder, solche mit engem Brustkasten und Anlage zur „englischen Krankheit“. Die Gymnastik ist weiter ein nicht zu unterschätzendes Mittel zur Verhütung von Rückgratsverkrümmungen und schlechter Haltung (es ist leichter, einer solchen vorzubeugen, als sie nachher zu beseitigen) und als beruhigendes und ablenkendes Mittel bei „nervösen“ und aufgeregten Kindern. Bei allen diesen Zuständen ist eine methodische Gymnastik eines der besten Mittel zur Erlangung einer späteren kräftigen Körperverfassung.

Eine solche Gymnastik ist schon bei Kindern im zweiten Lebensjahre gut ausführbar; allerdings gehört dazu, daß der- oder diejenige, die die Übungen leitet, Verständnis für die Kinder hat und mit ihnen in der Weise übt, daß das Kind in dem Turnen ein Spiel sieht und nicht eine gezwungene Sache. Wenn ich einem solchen kleinen Kinde sage, es solle die Arme ausstrecken, während ich Widerstand leiste, so gefällt es ihm wohl meistens, gerade das Gegenteil zu tun. Tue ich aber so, als ob ich mit der Armstreckung eine Kraftprobe beabsichtige, in der ich unterliege, so wird dem Kinde diese Übung zum größten Spaß, und ich kann sie beliebig oft wiederholen. Die größeren Kinder machen dann die Übungen mit gutem Verständnis und Ehrgeiz.

Nur wenn die Übungen jede Akrobatik ausschließen und in gut gewählten Ausgangsstellungen, mit korrekter Haltung, nicht zu schnell und auch nicht zu langsam, unter guter Atmung ausgeführt werden, bringen sie Nutzen.

Auf die Erweiterung des Brustkastens muß die größte Aufmerksamkeit verwendet werden. Es müssen also alle Übungen, die mit

Ringen u. dgl. Apparaten ausgeführt werden, ausgeschlossen sein, da sie die Brust einklemmen. Ebenso muß von allen Übungen Abstand genommen werden, die auf den Blutkreislauf und auf die Atmung behindernd einwirken, z. B. zu weit ausgeholte Rumpfbeugungen nach hinten, Übungen, die den Kopf zu weit hintenüber beugen, wobei die Blutgefäße des Halses zusammengepreßt werden usw. Es ist von allergrößter Wichtigkeit, daß das Kind während der Übungen gut atmet, und daß nach jeder anstrengenden Übung eine Pause eintritt, während deren sich das Kind ausruhen, eventuell einige ruhige Atembewegungen ausführen kann. Wird das Programm ohne Rücksicht hierauf ausgeführt, so entstehen leicht Herz- und Gefäßerweiterungen, Bruchanlage u. dgl.

Das Kind soll von der Turnübung nicht ermüdet und schlaff, sondern frisch und fröhlich und mit dem Gefühl der Rekreation gehen.

Daß die Kinder beim Turnen keine beengenden Kleidungsstücke (Korsetts, Hosenträger, steife und enge Halskragen, eng anschließende Strumpfbänder) tragen sollen, sollte nicht nötig sein zu bemerken; es geschieht aber dies, wie ich weiß, sehr oft, sogar in manchen Schulen. Jede beabsichtigte Einwirkung auf die Zirkulation in verbesserndem Sinne ist hierbei illusorisch. Am besten trägt das Kind zu den Übungen eine im Halse ausgeschnittene Bluse und Pumphosen, die die Stellung der Kniee auch kontrollieren lassen. Die Kleidung soll eine leichte sein, damit das Kind bei den Übungen nicht zu leicht in Schweiß gerät. Nach beendigtem Turnen soll sich das Kind ganz abwaschen und umziehen. Die Luft soll selbstverständlich während der Übungen gut sein; am besten läßt man die Kinder, wenn es die Witterung erlaubt, bei offenen Fenstern turnen.

Man tut gut, an die Freiübungen etwas Lauf- und Sprungübungen anzuschließen. Für diese gelten dieselben Regeln wie oben. Es ist mehr auf eine gute Haltung während des Laufens und beim Sprung zu achten als auf Schnelligkeit, Höhe oder Länge.

Man kann mehrere Kinder auf einmal turnen lassen, jedoch soll man nicht so viele zusammen nehmen, daß man sie nicht gut bei jeder Übung übersehen kann. Man soll auch möglichst Kinder von gleichem Alter und gleicher Leistungsfähigkeit zusammen üben lassen und dabei auch auf die individuelle Fähigkeit jedes einzelnen Kindes Rücksicht nehmen. Eine Übung, die für das eine Kind gut ist, würde bei einem anderen in derselben Ausgangsstellung schädlich wirken. Man kann die Wirkung derselben Übung dadurch verstärken oder verringern, daß man die Ausgangsstellung verändert. So wirkt z. B. ein Rumpfbeugen vornüber mehr dehnend auf die Wirbelsäule und die Nerven und Gefäße der Rückseite des Beins, wenn man die Übung mit geschlossenen Füßen macht, als wenn man sie mit gespreizten

Beinen ausführt; ebenso ist sie bei hochgestreckten Armen anstrengender als mit den Händen in den Hüften. Ein Kniebeugen ist mit gespreizten Beinen bedeutend leichter auszuführen als mit den Füßen aneinandergestellt, weil in diesem Falle die Unterstützungsfläche eine kleinere und dadurch die Balance schwerer zu erhalten ist. Es müssen also bei dieser letzten Ausgangsstellung viele andere Muskeln in Mitbewegung kommen, damit das Kind nicht umfalle; die Übung wird dadurch komplizierter und verlangt nicht nur mehr Muskelkraft, sondern auch mehr Aufmerksamkeit und Intelligenz. Dann ist darauf zu achten, daß Übungen und Ausgangsstellungen verschieden auf die Blutzirkulation wirken, insofern als das Blut dahin strömt, wo der Muskel in Arbeit tritt. Beinübungen saugen also das Blut vom Kopf nach den unteren Extremitäten. Man wird aber zu diesem Zwecke natürlich das Kind nicht eine Ausgangsstellung einnehmen lassen, in welcher der Kopf nach unten gerichtet ist. Alle Übungen, welche die Bauchmuskeln in forcierte Tätigkeit versetzen, steigern die Herztätigkeit und behindern momentan die Atmung. Es ist also darauf Rücksicht zu nehmen, daß diese Art Übungen nicht zu lange ausgedehnt wird, und daß nach ihnen tiefe, ruhige Atmungsübungen vorgenommen werden. Bei der Zusammenstellung eines Übungsprogramms achte man darauf, möglichst den ganzen Körper des Kindes zu berücksichtigen und nicht überwiegend z. B. Arm- oder Bauchmuskelübungen vorzunehmen. Man fängt z. B. zweckmäßig mit Kopf- und Extremitätenübungen an; dann kommen die Rücken- und Bauchmuskelübungen und die Rumpfdrehungen, und zwischen den einzelnen anstrengenden Übungen werden Atemübungen vorgenommen.

Die bei einem großen Prozentsatz von Kindern entstehenden Rückgratsverkrümmungen beruhen oft darauf, daß die Streckmuskeln der einen Seite des Rückens schwächer sind als diejenigen der anderen Seite, und daß daher das Kind bei der aufrechten Haltung die eine Seite des Rückens mehr streckt als die andere. Hierdurch tritt beim Stehen und Gehen gewohnheitsgemäß eine schiefe Körperhaltung ein, die schließlich durch ständiges Höherstehen oder Zurücktreten einer Schulter oder Hüfte bemerkbar wird. Ein gutes Mittel, solchen Zuständen vorzubeugen, haben wir in den Balancierübungen auf einer schmalen Stange, die über dem Erdboden etwas erhaben ist. Es muß auch genau darauf geachtet werden, daß bei Rumpfbeugungen und ähnlichen Übungen beide Schultern (Arme) in gleicher Höhe gehalten werden, und daß der Rücken nach der einen Seite hin nicht ausweicht. Kleine Kinder, die einen schwachen Rücken haben und noch nicht balancieren oder sonst üben können (es kommen Krümmungen und Neigungen dazu schon im ersten Lebensjahre vor), können zu Übungszwecken auf den Bauch gelegt werden (nicht immer auf den

Rücken, denn dann sind die Rückenmuskeln außer Tätigkeit). Das bloße Hochhalten des Kopfes ist in der Bauchlage für die Rücken=muskeln eine gute Übung. Ebenso wirkt dabei das Kriechen gut.

Es ist in einem Buche von diesem Umfange natürlich nicht möglich, alle Übungen aufzuzählen, die man beim Kinderturnen ver=wenden kann. Ich will daher nur diejenigen Ausgangsstellungen er=wähnen, die für alle Übungen grundlegend sind, und einige Übungen,

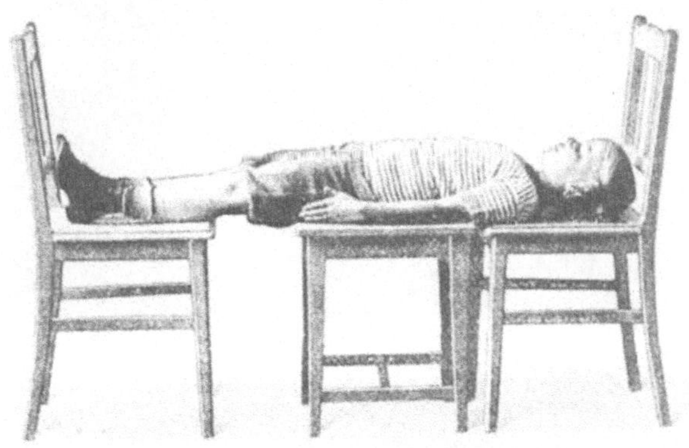

Fig. 16. Liegende Grundstellung.

die man in diesen Ausgangsstellungen ausführen lassen kann. Es kommt ja, wie gesagt, bei allen Übungen hauptsächlich darauf an, daß die Grundstellung (Ausgangsstellung) korrekt ist, und jede Übung, die diese vernachlässigt, ist nutzlos oder schädlich.

I. Die liegende Grundstellung
ist aus dem Bilde ersichtlich (Fig. 16).

II. Bei der stehenden Grundstellung (Fig. 17)
ist darauf zu achten: Hacken zusammen, Fußspitzen auseinander, Knie durchgedrückt, Kopf hoch mit eingezogenem Kinn, Schultern zurück!

III. Bei der kniestehenden Grundstellung (Fig. 18)
ist die Haltung wie oben, nur daß das Körpergewicht auf den Knien ruht. Dadurch wird die Unterstützungsfläche eine größere und der Schwerpunkt des Körpers mehr nach unten verlegt, was die Haltung erleichtert. Es können daher in dieser Grundstellung viele Rumpf= und Armübungen leichter ausgeführt werden. Noch mehr ist dies der Fall bei der

IV. sitzenden Grundstellung,
die aus dem Bilde ersichtlich ist (Fig. 19).

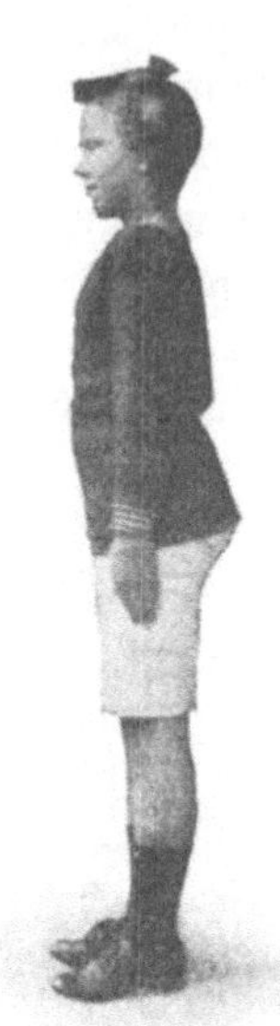

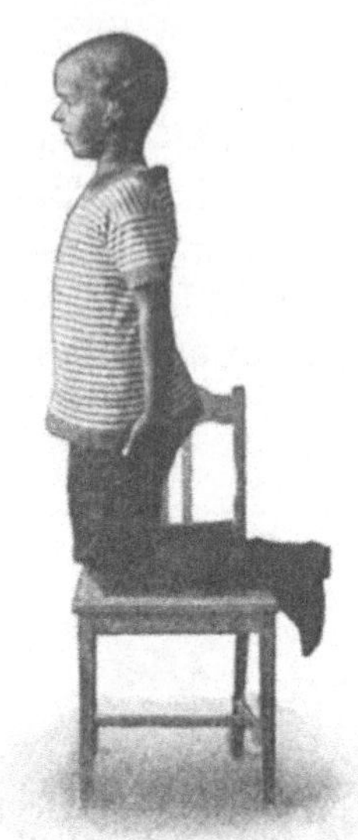

Fig. 17. Stehende Grundstellung.   Fig. 18. Kniestehende Grundstellung.

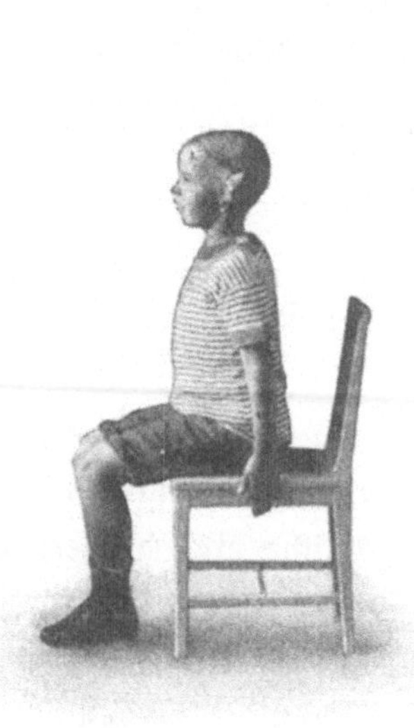

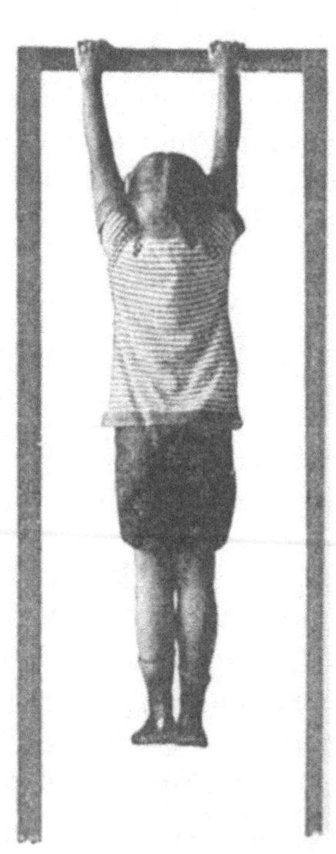

Fig. 19. Sitzende Grundstellung.   Fig. 20. Hängende Grundstellung.

V. In der hängenden Grundstellung (Fig. 20)
soll der ganze Körper frei in der Luft hängen, nur von den Händen
gehalten, die in einer Entfernung voneinander gehalten werden, die
der Schulterweite (oder mehr) entsprechen muß. Der Kopf soll nicht
zu weit nach hinten geführt werden.

Von diesen Grundstellungen können durch Änderung der Arm
oder Beinhaltung, durch Beugen und Drehen des Rumpfes usw. eine
Menge anderer Stellungen hergeleitet werden, in denen Übungen
vorgenommen werden können. Ich will hier einige Übungen angeben,
die den Kopf, die Arme, die Beine, die Bauch= und Rückenmuskeln
betreffen; ebenso ein paar Atmungsübungen, alle ohne Geräte.

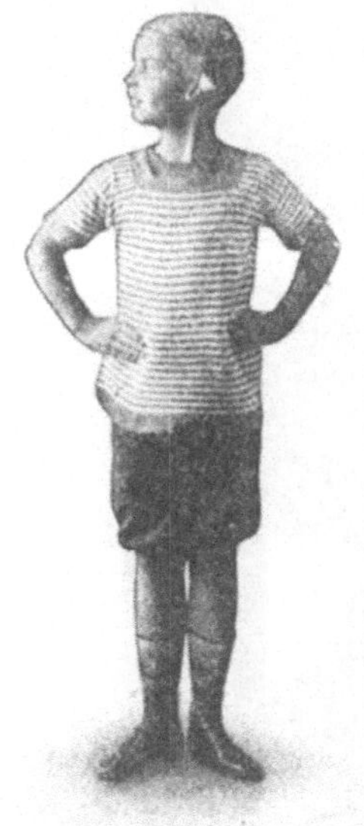

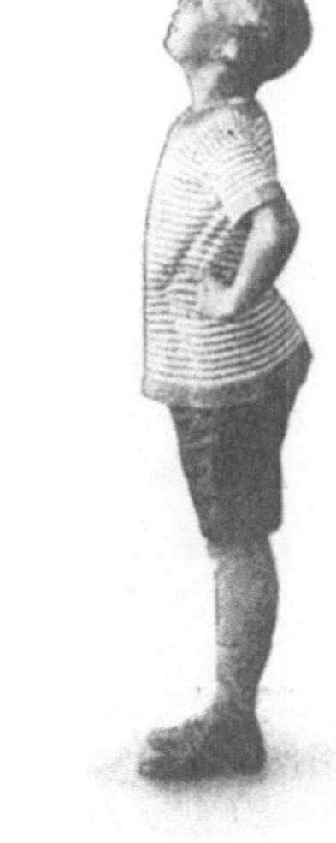

Fig. 21. Kopfdrehen nach rechts.   Fig. 22. Kopfbeugen nach hinten.

Kopfdrehen nach links und rechts (Fig. 21).
Nur der Kopf wird gedreht, der übrige Körper bleibt unbeweglich.

Kopfbeugen nach vorn und hinten (Fig. 22).
Diese Übung kann auch so ausgeführt und dadurch verstärkt
werden, daß die Pflegerin, hinter dem Kinde stehend, mit ihren
Händen Widerstand leistet und allmählich nachgibt, während das Kind
die Rückwärtsbewegung ausführt. Dann leistet das Kind mit dem
Kopfe Widerstand, während ihm die Pflegerin den Kopf nach vorn
drückt. Das Kind muß dabei mit gestreckten Armen die Hände gegen
die Wand stützen (Fig. 23).

Armbeugen und =ſtrecken.

Die Ellbogen müſſen ſeitwärts von den Schultern angelegt werden, ſo daß ſie die Bruſt nicht zuſammendrücken; der Kopf ſoll hochgehalten und der Bauch eingezogen werden (Fig. 24 und 26).

Falſch iſt dagegen die Haltung auf Fig. 25.

Dieſe Übung kann auch ſo ausgeführt werden, daß man dem Kinde, das auf einem Schemel ſitzt, die Hände faßt, wonach das Kind die Armſtreckung ausführt, während die Pflegerin dagegen einen langſam nachgebenden Widerſtand leiſtet. Dann zieht das Kind die Arme wieder zurück unter Widerſtand von der Pflegerin. Dieſe ſtützt

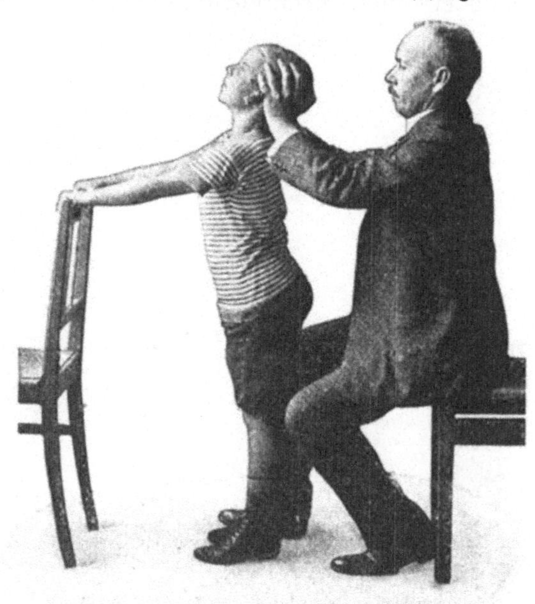

Fig 23. Kopfbeugen nach hinten mit Widerſtand.

mit einem Knie den Rücken des Kindes (zwiſchen Knie und Rücken ein Kiſſen!) (Fig. 27).

Von der Ausgangsſtellung (Fig. 24) aus kann man Armſtreckungen nach außen, vorn und hinten ausführen laſſen. Von der ſtehenden uſw. Grundſtellung aus kann das Kind die geſtreckten Arme nach außen= oben oder nach vorn=oben führen und wieder zurück. Auch können bei ſeitwärts geſtreckten Oberarmen die Unterarme im Ellbogengelenk gebeugt und geſtreckt werden.

Kniebeugen und =ſtrecken (Fig. 28)

geſchieht in 4 Abteilungen: 1. Auf die Zehſpitzen hoch! Beide Knie beugen! (Knie gut auseinander, Kreuz eingezogen — nicht nach

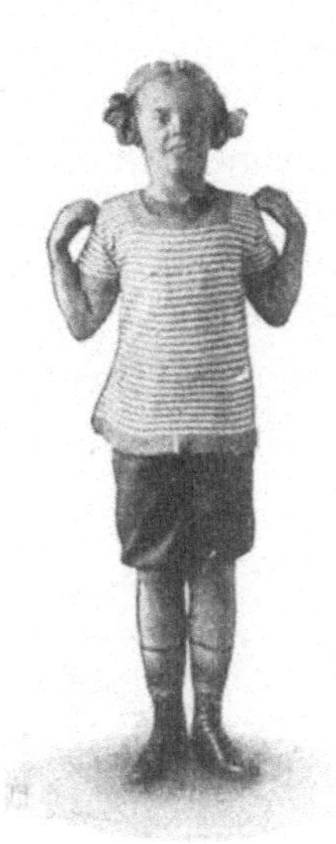

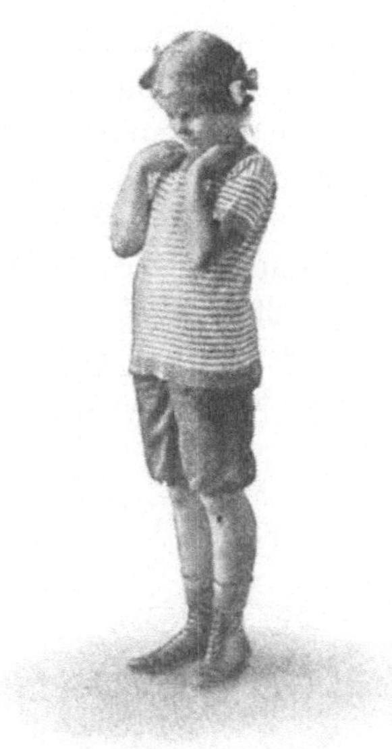

Fig. 24. Armbeugen (richtig).   Fig. 25. Armbeugen (falsch).

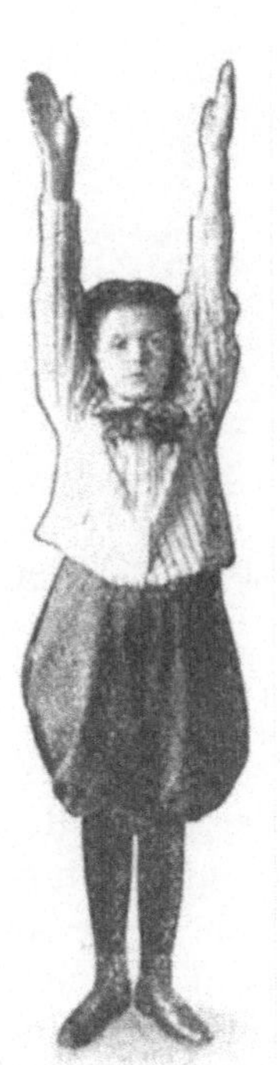

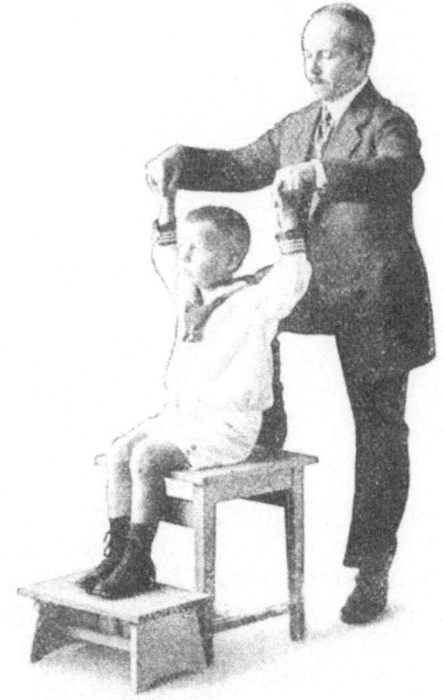

Fig. 26. Armstrecken.   Fig. 27. Armbeugen mit Widerstand.

hinten ausweichen lassen.) 3. Knie strecken! 4. Auf die Hacken wieder
zurück! Mit nach oben gestreckten Armen ist die Übung schwerer.
Auch können die Hände hinter dem Genick gefaltet oder nach außen
(seitwärts) gestreckt sein. Schwer ist die Übung, wenn man das Kind
nur auf einem Bein stehen läßt, das andere im Knie gebeugt, mit
der Fußspitze auf einem Schemel gestützt, der hinter dem Kinde
steht (Fig. 29).

Man kann das Kind in liegender Stellung die Kniestreckung
unter Widerstand ausführen lassen, wie aus dem Bilde 30 ersichtlich.

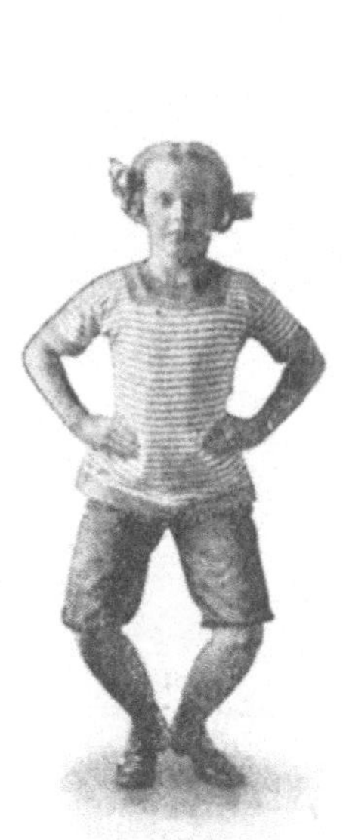

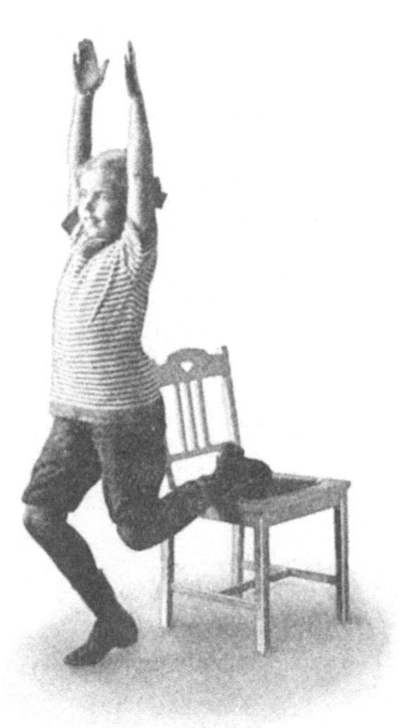

Fig. 28. Kniebeugen.   Fig. 29. Kniebeugen auf einem Bein.

Beinheben und =senken (Fig. 31)

in liegender Stellung ist eine gute Übung für die Hüftbeuger und
=strecker, strengt die Atmung und das Herz an. Die Knie sollen bei
der Übung durchgedrückt sein. Die Pflegerin unterstützt eventuell die
Übung mit einer Hand unter dem Hacken des Kindes, die andere
kontrolliert die Streckung der Knie. Das Kind kann sich mit den
Händen an der Bank festhalten, muß dabei aber darauf achten, daß
es die Brust mit den Ellbogen nicht zusammendrückt. Ist eine gute
Bauchmuskelübung.

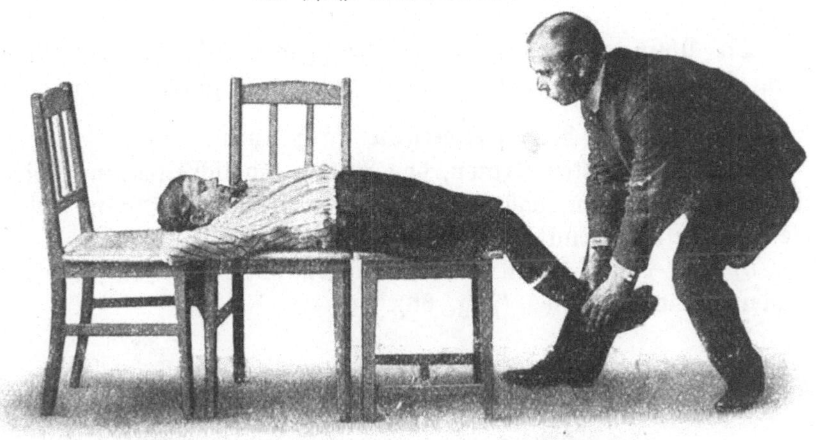

Fig. 30. Kniebeugen und =strecken mit Widerstand.

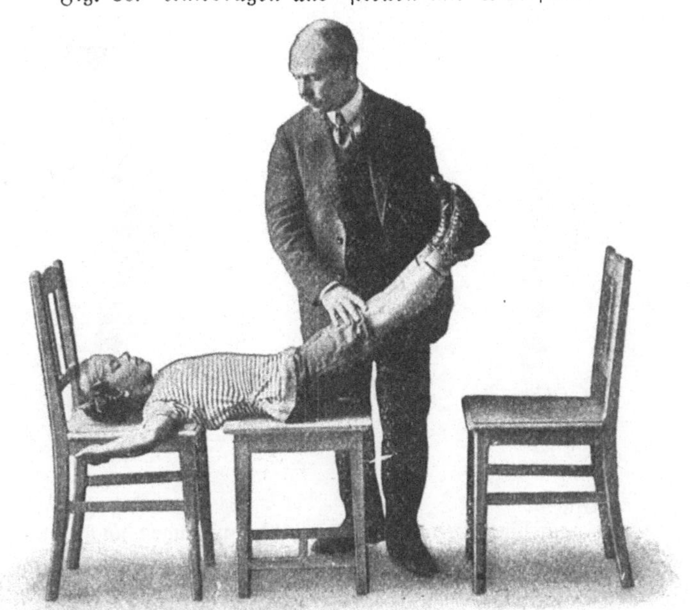

Fig. 31. Beinheben und =senken.

Rumpfbeugen nach hinten (Fig. 32).

Die Übung darf nicht zu weit nach hinten ausgeführt werden. Der Leib muß eingezogen, der Kopf gerade und die Knie durchgedrückt gehalten werden. Bild 33 zeigt eine falsche Ausführung der Übung.

Die Übung kann mit Kniebeugen verbunden werden, wenn sich das Kind mit den Händen gegen eine Wand lehnt und das eine Bein in der Hüfte beugt. In dieser Stellung streckt es und beugt ab= wechselnd das hochgehobene Knie (Fig. 34).

Die Übung ist, richtig ausgeführt, gegen sog. Hohlrücken wirk=
sam. Wenn der Leib nicht eingezogen wird, wirkt sie umgekehrt.

Rumpfbeugen nach vorn.

a) Mit gestreckten Armen, den Rücken möglichst krumm. Hierbei
ist darauf zu achten, daß die Arme immer an den Ohren, und daß
die Knie durchgedrückt gehalten werden (Fig. 35).

b) Mit den Händen in den Hüften oder am Hinterkopf, den
Rücken gerade gehalten (Fig. 36).

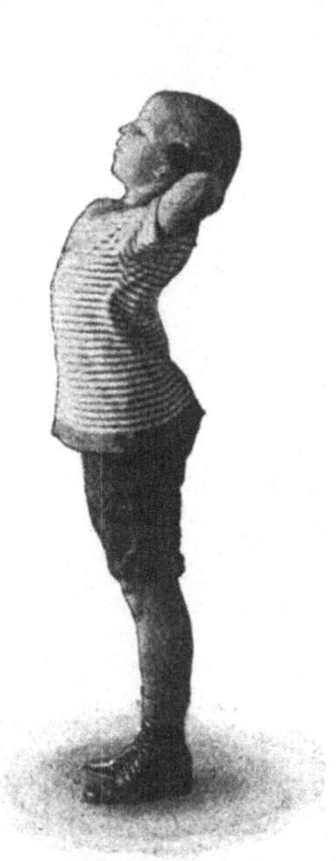

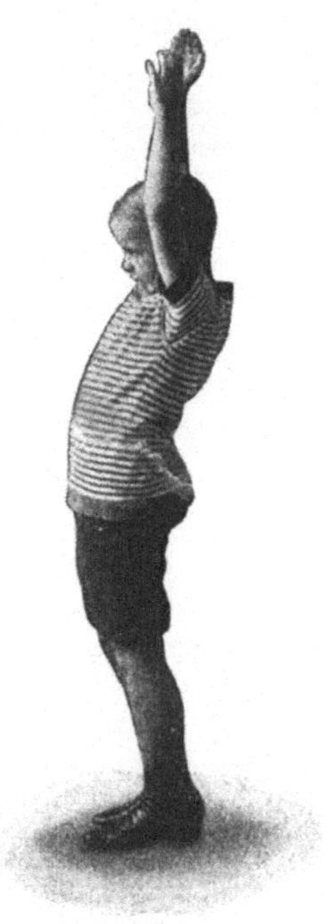

Fig. 32
Rumpfbeugen nach hinten (richtig).

Fig. 33.
Rumpfbeugen nach hinten (falsch).

Die erste Übung dient mehr zur Dehnung, die zweite zur
Kräftigung der Rückenmuskeln und =bänder.

Rumpfbeugen seitwärts (Fig. 37).

Arme gut gestreckt, beide Füße bleiben fest auf dem Boden.

Rumpfheben (Fig. 38).

Von der liegenden Stellung (die Unterschenkel außerhalb der
Ruhebank) richtet sich das Kind hoch bis zur sitzenden Stellung. Die
Pflegerin muß dem Kinde die Kniee festhalten, oder das Kind hält
seine Füße unter einem schweren Spind od. dgl. eingesteckt. Der
Kopf muß gut hochgehalten werden (siehe stehende Grundstellung!),

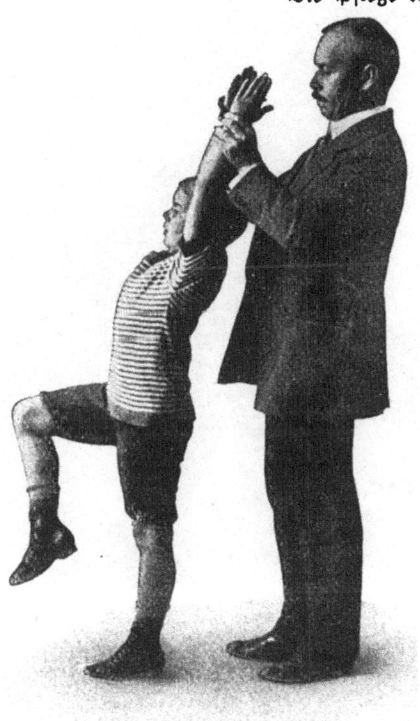

Fig. 34.
Rumpfbeugen nach hinten mit Kniebeugen.

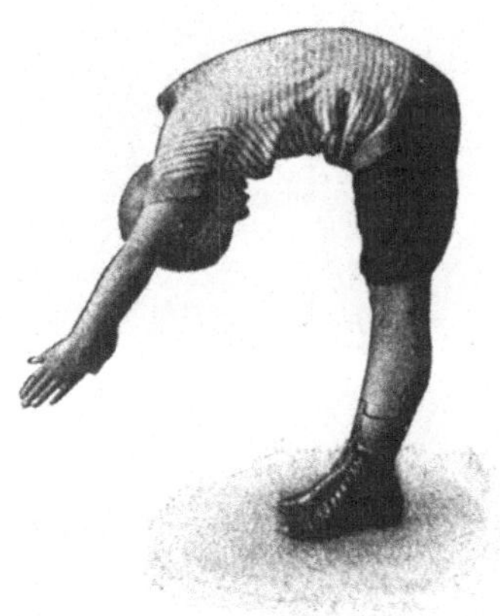

Fig. 35.
Rumpfbeugen nach vorn a).

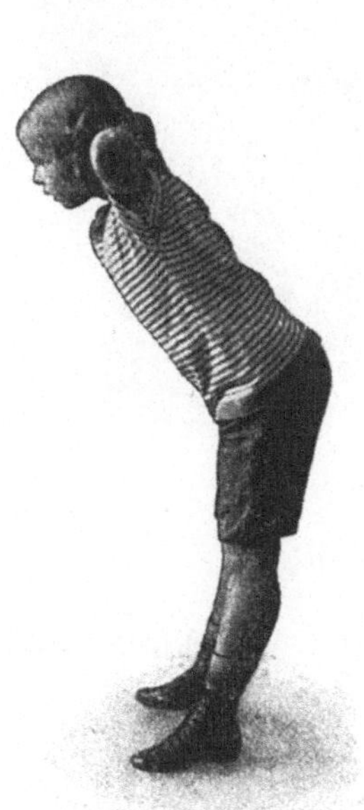

Fig. 36. Rumpfbeugen nach vorn b).

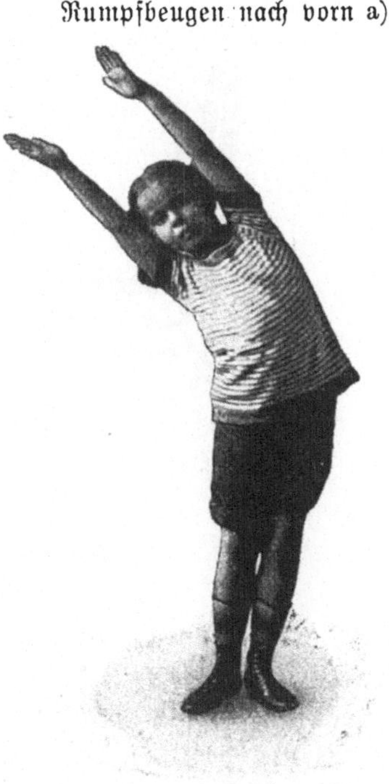

Fig. 37. Rumpfbeugen seitwärts.

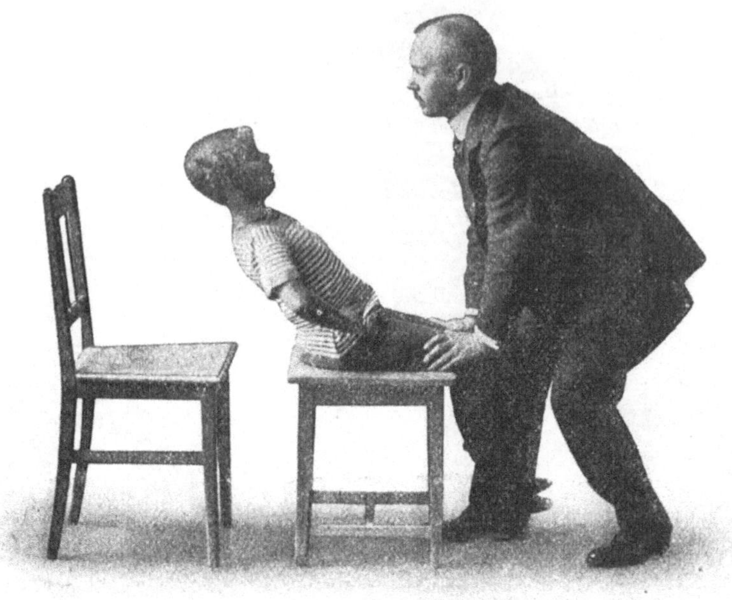

Fig. 38. Rumpfheben (richtig).

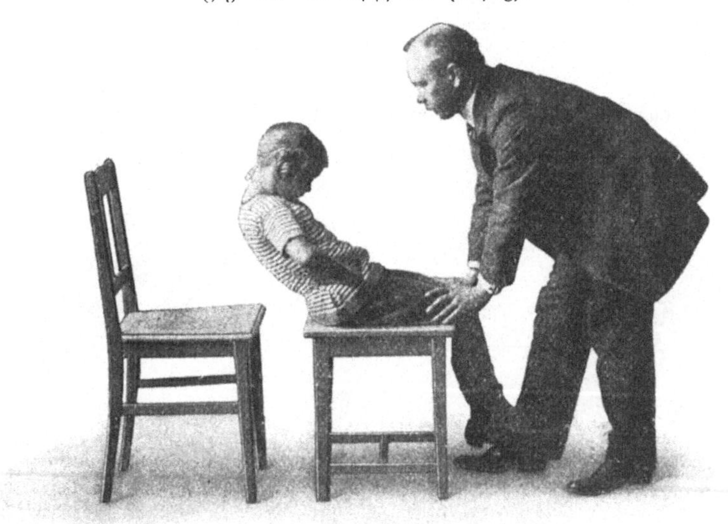

Fig. 39. Rumpfheben (falsch).

nicht nach vorn und nicht nach hinten gebeugt; der Rücken muß ge=
streckt bleiben.

Falsch ist die Stellung auf Bild 39.

Rumpfdrehen seitwärts (Fig. 40).

Die Hüften sollen bei der Übung möglichst wenig mitbewegt
werden.

Rückenstrecken mit Widerstand (Fig. 41).

Das Kind sitzt auf einem Stuhl, die Fußsohlen gegen die Wand gestemmt, die Hände in den Hüften. Es führt jetzt mit gut gestrecktem Rücken und steifem Genick seinen Rumpf nach hinten über, wobei die Pflegerin mit ihrer Hand gegen den Hinterkopf des Kindes drückend, Widerstand leistet und allmählich nachgibt. Dann drückt sie das Kind während dessen langsam nachgebenden Widerstandes wieder nach oben-vorne.

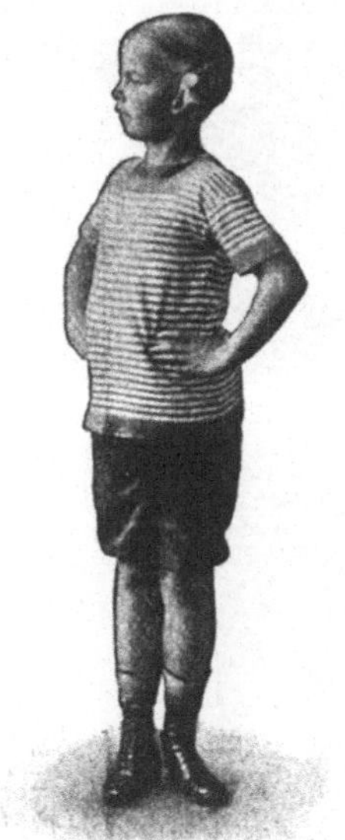

Fig. 40.
Rumpfdrehen seitwärts.

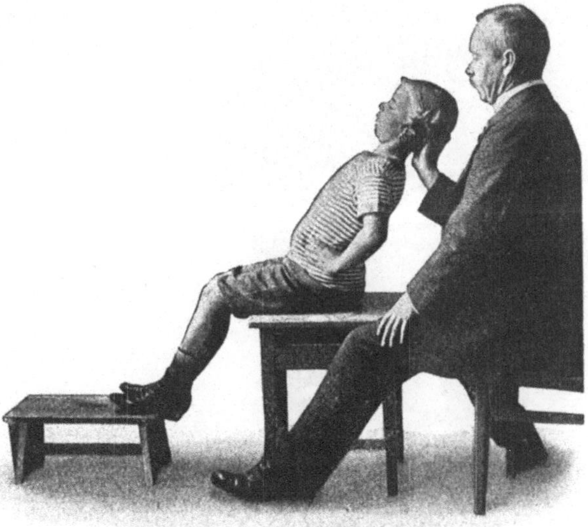

Fig. 41.
Rückenstrecken mit Widerstand.

Atmungsübungen.

a) Das Kind in sitzender Grundstellung, die Pflegerin steht hinter ihm mit dem einen Knie gegen den Rücken des Kindes. Dann faßt sie von vorne her in die Armhöhlen des Kindes, das seine Arme schlaff herunterhängen läßt, und während sie die Schulter des Kindes hebt, atmet dieses tief ein. Bei der jetzt folgenden Ausatmung läßt die Pflegerin die Schulter des Kindes sinken, führt sie aber dabei soweit nach hinten, daß das Kind eine Spannung über der Brust fühlt. Die Übung dient auch zur Erweiterung des Brustkastens, stärkt die Lungen und beruhigt das Herz (Fig. 42).

b) Das Kind nimmt stehende Grundstellung ein, eventuell mit dem einen Fuß etwas vor dem anderen (nachher wechseln!). Während es die gestreckten Arme langsam nach vorn und oben führt, atmet es tief ein: dann atmet es wieder aus, indem es die Arme nach außenunten sinken läßt, dabei die Brust zusammendrückend. Die Übung wird einige Male wiederholt (Fig. 43).

Die Übungen werden alle gewöhnlich langsam und energisch, unter guter Streckung ausgeführt; dann ist eine dreimalige Wiederholung im allgemeinen genügend. Es ist nicht gemeint, daß ein Kind alle die angegebenen Übungen hintereinander ausführen soll; man

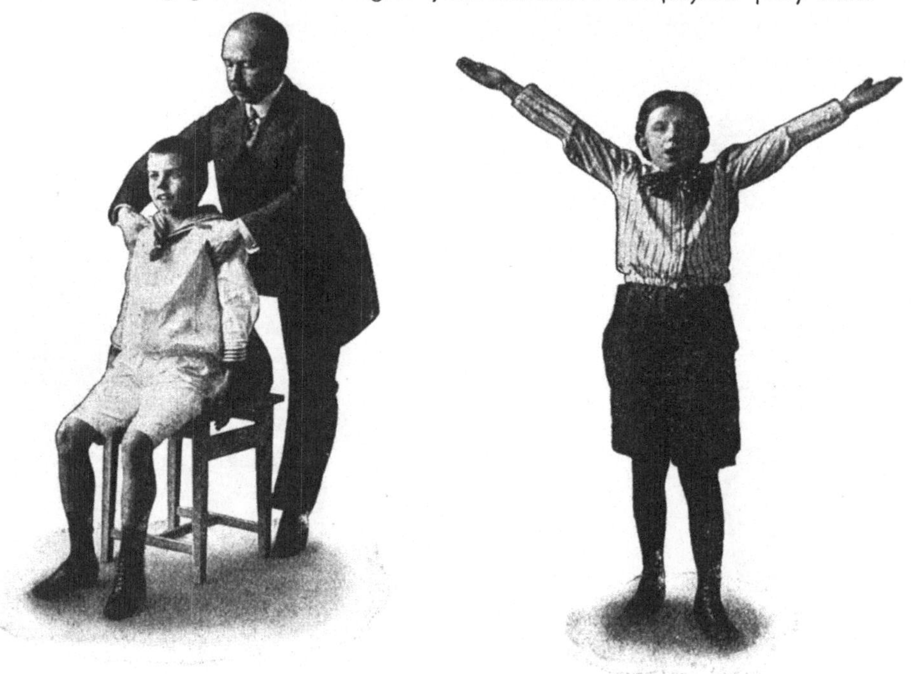

Fig. 42. Atmungsübung a).					Fig. 43. Atmungsübung b). (Ausatmen.)

muß unter ihnen wählen, was für das betreffende Kind passen wird. Aus diesen Übungen kann eine verständige Pflegerin eine Menge verschiedener anderer zusammenstellen. Wenn sie immer daran denkt, nicht zu einseitig üben zu lassen, und die Übungen in guter Haltung ausführen läßt, werden sie dem Kinde sehr nutzen. Es gibt, daran muß man denken, „kein anderes Mittel, den Muskel zu kräftigen, als die Übung", jedoch muß diese mit genügend Ruhe abwechseln, denn Übermüdung schwächt und schadet nicht nur dem Muskel, sondern dem ganzen kindlichen Organismus, speziell Herz und Nervensystem.

Vierter Teil

Säuglingsfürsorge.

Die Entwicklung der Armenpflege, Wohltätigkeit und Fürsorge steht in engem Zusammenhange mit der Kulturentwicklung überhaupt und hat in verschiedenen Ländern verschiedene Richtung genommen. England ist das klassische Land der privaten Wohltätigkeit; sämtliche Hospitäler, mit Ausnahme der Universitätskliniken und der Seuchenspitäler sind von privater Wohltätigkeit gegründet und werden von ihr erhalten. Auch die Fürsorge für hilfsbedürftige Kinder und Mütter fällt in das Gebiet privater Wohltätigkeit.

In den romanischen Ländern, in Rußland und Österreich, hat von altersher das Findelwesen einen wesentlichen Teil der Säuglingsfürsorge übernommen. Das Findelwesen, das auf eine über tausendjährige Geschichte zurückblickt, hat bis in die jüngste Zeit hinein eine große Rolle gespielt, wird aber modernen Anforderungen nicht mehr gerecht, und darum zeigt sich in allen Ländern, in denen es noch Findelanstalten gibt, das Bestreben, sie zu reorganisieren.

In Frankreich besteht neben den Findelhäusern, die insbesondere von Napoleon begünstigt wurden, eine staatliche Aufsicht über Pflegekinder, die sich über alle Bezirke des Landes erstreckt und einen großen Beamtenapparat beschäftigt. Im Anfang der neunziger Jahre hat die Bewegung zur Gründung von Milchküchen und Fürsorgestellen von Frankreich seinen Ausgang genommen.

Ein Land gibt es, das ohne Rücksicht auf historische Entwicklung nach eingehendem Studium der Fürsorgeeinrichtungen in den verschiedenen Ländern Europas ein System des Kinderschutzes geschaffen hat, das in gewissem Sinne für alle anderen vorbildlich ist, das ist Ungarn, welches einen staatlichen Kinderschutz begründet und das Recht des Kindes auf staatliche Fürsorge anerkannt hat.

Dem Kinderschutze erwachsen in erster Linie zwei Aufgaben: Die Bekämpfung der hohen Sterblichkeit und die Verhütung der Verwahrlosung; dazu gesellt sich eine dritte Aufgabe von außerordentlicher Wichtigkeit, nämlich die Hebung der Geburtenhäufigkeit. Der Rückgang der Geburten und die dadurch veranlaßte Abnahme der Bevölkerung ist eine Angelegenheit, die in Frankreich seit vielen

Jahren zu ernsten Besorgnissen Veranlassung gegeben hat, aber auch für Deutschland immer dringender geworden ist. Vorschläge zur Hebung der Geburtenhäufigkeit sind vielerlei gemacht, keiner ist in großem Umfange erprobt, wir stehen einem bisher noch ungelösten Problem gegenüber. Besser steht es mit der Bekämpfung der Säuglingssterblichkeit und der Verhütung der Verwahrlosung der Kinder.

Die Entwicklung der Säuglingsfürsorge hat den Weg genommen, daß sie von der ursprünglichen völligen Rechtslosigkeit des Kindes, die im Altertum und in den ersten Jahrhunderten nach Christi Geburt in der Unsitte der Kinderaussetzung und des Kindermordes ihren Ausdruck fand, zunächst fortschritt zu der Anerkennung des Rechtes des Kindes auf sein Leben. Das geschah durch das Christentum und führte zur Einrichtung der Findelhäuser. Einen weiteren Fortschritt stellt die Gründung von Anstalten dar, die mit dem Kind auch die Mutter aufnahmen, und zwar zu dem Zweck, daß diese ihr Kind stille (Kaiser Josef II. von Österreich). So entwickelte sich langsam ein Recht des Kindes auf seine Mutter. Die Neuzeit endlich gab dem Kinde durch die Einführung des Vormundschaftswesens usw. auch bestimmte Rechte gegenüber seinem Vater.

Anfänglich ist nur das uneheliche (oder verwaiste) Kind Gegenstand der Fürsorge. Später kommt ein gewisser Mutterschutz hinzu und schließlich wird auch das eheliche Kind in die Fürsorge einbezogen.

Gegenwärtig liegt in Deutschland die Fürsorge teils in den Händen des Staates, teils in denen der Gemeinde und der öffentlichen Wohltätigkeit. Sie beginnt schon in der Schwangerschaft. Einzelne Städte gewähren bedürftigen Frauen in den letzten Wochen vor der Niederkunft „Schwangerenunterstützungen" in Gestalt von Ernährungsbeihilfen. Auch sieht die Gesetzgebung einen achtwöchigen „Wochenschutz" vor, von dem zwei Wochen auf die Zeit vor der Entbindung entfallen. In diesen zwei Wochen darf die Schwangere nicht beschäftigt werden und erhält die Hälfte ihres Lohnes als Krankengeld. Außerdem sind Frauen überhaupt von allen Gewerben, die erfahrungsgemäß eine vorzeitige Unterbrechung der Schwangerschaft begünstigen, (Bearbeiten von Blei und Bleiverbindungen) ausgeschlossen.

Für die Zeit der Entbindung und des Wochenbettes stehen für Mutter und Kind neben den Frauenkliniken und Hebammenanstalten noch von öffentlicher Wohltätigkeit unterhaltene Entbindungs- und Wöchnerinnenheime zur Verfügung. Die aus diesen Anstalten entlassenen, nicht selten obdachlosen oder weiterer Pflege bedürftigen Mütter finden in Mütterheimen mit ihren Kindern Unterkommen. Verheirateten Frauen steht an manchen Orten die „Hauspflege" zur

Seite, die während des Wochenbettes durch besondere Schwestern die Instandhaltung des Haushaltes übernimmt, während in anderen Städten in den sogenannten „Wanderkörben" bedürftigen Müttern die für die Entbindung und Wochenbett nötige Wäsche, auch für das Kind, geliefert wird. Es gibt auch freiwillige Mutterschaftsversicherungen, die ihren Mitgliedern bei Entbindungen Wöchnerinnengeld zahlen.

Die Hauptfürsorge beginnt erst nach vollendetem Wochenbett der Mutter und erstreckt sich vor allem auf die unehelichen Kinder. In den außerdeutschen Ländern erfolgt die Unterbringung dieser Kinder in Anlehnung an das mittelalterliche Findelhauswesen in den Findelanstalten (Österreich, Ungarn, Frankreich, Rußland, Schweden usw.). Ihre Ernährung geschieht durch die eigene Mutter oder durch eine Amme. Später werden sie in Außenpflege gegeben oder auf dem Lande in Kolonien gesammelt (Ungarn).

In Deutschland kommen sie, wenn die Trennung von der meist in ihren bürgerlichen Beruf zurücktretenden Mutter sich als not=wendig erweist, in Pflege, entweder zu den Eltern der Mutter oder zu fremden Leuten (Zieh=, Pflege=, Kost=, Haltekinder). Die Mutter zahlt den Pflegeeltern dafür eine Geldentschädigung, doch ist die Aufnahme eines Pflegekindes nicht mehr jedermann gestattet, sondern es bedarf dazu einer polizeilichen Erlaubnis. Auf diese Weise wird der „Engelmacherei" vorgebeugt. Die Kinder selbst müssen, ehe sie in Pflege kommen, ärztlich untersucht sein, damit sie keine Krank=heiten in die Familie der Pflegeeltern einschleppen. Die Pflege=stellen werden regelmäßig durch „Waisenpflegerinnen" kontrolliert, die Entwicklung der Kinder durch ärztliche Untersuchungen in den Fürsorgestellen beobachtet und ihre Ernährung von hier aus geleitet. Diese Fürsorge währt bis zur Schulzeit und geht dann auf den Schul=arzt über.

Die Unterbringung kranker Säuglinge geschieht in den Kinder=kliniken, Kinderkrankenhäusern oder Säuglingsheimen, die von obdach=losen, elternverlassenen gesunden in Kinderasylen.

Die Fürsorge für eheliche Kinder gipfelt in dem Bestreben, ihnen die Ernährung mit Muttermilch zu verschaffen. Diesem Zwecke dienen die „Stillprämien". Das sind unentgeltliche Leistungen in Nahrungsmitteln, auch in Geld an die Mutter, solange und unter der Voraussetzung, daß sie ihr Kind stillt. Die Kosten trägt die Ge=meinde oder die öffentliche Wohltätigkeit, an einzelnen Orten zahlen auch die Krankenkassen ein „Stillgeld". Der Genuß der Stillprämien ist an den regelmäßigen Besuch der „Mutterberatungs= und Säug=lingsfürsorgestellen" geknüpft, die die Hauptträger der Fürsorge sind. Sie stehen unter ärztlicher Leitung, sie werben durch besondere Für=sorgeschwestern für den Besuch ihrer Beratungsstunden im allgemeinen, wie für das Stillen im besonderen. Sie beraten die Mutter in der Ernährung ihres Kindes und wirken durch mündliche Belehrung wie durch Merkblätter und aufklärende Schriften für eine vernunftgemäße Pflege und Erziehung des Kindes. Auch künstlich genährte Kinder werden in den Fürsorgestellen beraten. Zu diesem Zweck sind sie meist mit „Milchküchen" verbunden, in denen für billiges Geld eine einwandfreie Milch geliefert wird. Den Kreis ihrer Schützlinge sollen die Fürsorgestellen aber auf die Kinder der unbemittelten Bevölkerung beschränken.

Um auch Müttern, die im Erwerbsleben stehen, den Segen des Selbststillens ihrer Kinder zu ermöglichen, gibt es Stillkrippen, die ebenfalls unter ärztlicher Aufsicht stehen und in denen tagsüber die Säuglinge mit künstlicher Ernährung verpflegt, während sie morgens und abends, wenn es geht auch in der Mittagspause, von den Müttern gestillt werden. Vielfach sind diese Stillkrippen oder Stillstuben an große Fabrikbetriebe angeschlossen. Jenseits des Säuglingsalters werden die Kinder, die tagsüber die Beaufsichtigung durch die eigene Mutter entbehren, in Kleinkinderschulen und Kindergärten untergebracht.

Was die Verhütung der Verwahrlosung anbetrifft, so hat in Deutschland bei unehelichen Kindern die Berufsvormundschaft wachsende Bedeutung erlangt. Der Vormund hat die Rechte des Kindes zu vertreten. Es geschieht meist ungenügend, wenn die Vormundschaft von der Mutter oder dem Großvater des Kindes mütterlicherseits ausgeübt wird; wenigstens besteht die Gefahr, daß die Rechte des Kindes der mütterlichen Familie gegenüber, vielleicht auch dem Vater gegenüber, nicht genügend gewahrt werden. Dazu kommt, daß ein beliebiger Bürger, der zum Vormund bestellt wird, dessen Zeit durch Beruf und Tätigkeit zur Genüge ausgefüllt ist, meist nicht willens oder nicht in der Lage ist, die Interessen des Mündels in ausreichender Weise zu vertreten. Die Mängel der Einzelvormundschaft haben dazu geführt, die Vormundschaft über eine große Zahl von Kindern einem besonders vorgebildeten Beamten oder einer ganzen Behörde oder einem Verein zu übertragen, der nun mit Sachkenntnis die Vertretung der Rechte des Kindes übernimmt. Schneller und regelmäßiger als früher wird heute erreicht, daß die Ansprüche des unehelichen Kindes an den Vater sichergestellt werden, und durch das ständige Zusammenarbeiten der Berufsvormundschaft mit der Pflegekinderaufsicht und den anderen Fürsorgeeinrichtungen wird die Gefahr der Verwahrlosung unehelicher Kinder wesentlich eingeschränkt.

Sachregister.